Roland Richter

LIEBE

FREIHEIT

LEBEN

MEIN WEG AUS DER ALKOHOLSUCHT ZU EINEM NEUEN LEBEN

Für meine liebste Familie,

Eure Liebe und Unterstützung haben mich zu dem gemacht, der ich bin. Dieses Buch ist ein kleines Dankeschön für all die Freude und Unterstützung, die ihr mir jeden Tag schenkt. Möge es euch genauso viel Freude bereiten wie mir.

ÜBER DEN AUTOR

Roland Richter, geboren 1966 in der ehemaligen DDR, ist ein Künstler und Autor mit einer tiefen Verbundenheit zur Natur. Nachdem er seine Ausbildung zum Gärtnermeister absolvierte, entschloss er sich seine Liebe zur Natur mit seiner künstlerischen Ader zu verbinden.

Mit einem einzigartigen Blick auf die Welt, und einem unerschütterlichen Engagement für sein Handwerk, vermag Roland Richter seine Leserinnen und Leser zu berühren und zum Nachdenken anzuregen. Sein Schreiben ist ein Spiegel seiner persönlichen Erfahrungen und Beobachtungen, das inspirierende Geschichten und Gedichte hervorbringt.

PROLOG

Als ich die Worte auf das Papier bringe, spüre ich den Drang, meine Geschichte zu teilen. Es ist eine Geschichte von einem Weg, der mich fast in die Arme der Alkoholabhängigkeit geführt hätte

In den letzten Jahren habe ich gemerkt, wie der Alkohol langsam, aber stetig, einen immer größeren Platz in meinem Leben eingenommen hat. Was als gelegentliches Glas begann, entwickelte sich langsam zu einem täglichen Begleiter, der mich durch die Höhen und Tiefen des Lebens zu tragen schien.

Doch je tiefer ich in diesen Sumpf aus Trunkenheit und Unbehagen sank, desto klarer wurde mir, dass ich diesen Weg nicht weitergehen konnte. Ich spürte, wie der Alkohol langsam, aber sicher, meine Kontrolle über mein Leben übernahm und mich auf einen düsteren Pfad führte, den ich nicht gehen wollte

Dieses Buch zeigt, wie ich diesen Pfad verlassen habe, bevor es zu spät ist. Es ist meine persönliche Reise, meine Erfahrungen, meine Ängste und meine Hoffnungen auf dem Weg zur Genesung. Es ist nicht perfekt, es ist nicht glatt poliert, aber es ist ehrlich.

Wenn du diese Worte liest, magst du dich vielleicht selbst auf einem ähnlichen Weg befinden oder jemanden kennen, der es ist. Ich hoffe, dass meine Geschichte dir Mut gibt, dass sie dir zeigt, dass du nicht allein bist und dass es Wege gibt, aus diesem Teufelskreis auszubrechen.

Also lass uns gemeinsam diesen Weg gehen, Schritt für Schritt, Tag für Tag. Willkommen zu Liebe Freiheit Leben Sucht: Mein Weg zu einem neuen Leben. Möge es auch Deiner werden.

Vorwort

Tauche ein in die Welt eines Buches, das nicht nur Worte, sondern auch eine Lebensgeschichte trägt – eine, die vom Kampf gegen den Alkoholnebel erzählt. Es ist kein gewöhnliches Buch über die Risiken des Alkoholkonsums; es ist eine Wegweisung aus erster Hand, ein Leitfaden für jene, die sich in der undurchsichtigen Grenze zwischen Kontrolle und Abhängigkeit verlieren.

Hier geht es nicht um trockene Theorien oder medizinische Abhandlungen; es geht um einen praktischen Pfad, der aus eigener Erfahrung heraus entwickelt wurde. **Das Buch ist ein Kompass für diejenigen, die spüren, dass Alkohol mehr als nur ein gelegentlicher Genuss ist, aber dennoch zögern, sich als "Alkoholiker" zu identifizieren.**

EIN BLICK ZURÜCK

Als ich die Worte las, die sich in meinem Kopf hämmerten – "Irgendwas stimmt nicht, irgendwas stimmt nicht mit der Wirklichkeit" – durchfuhr mich eine Welle der Angst. Es war eine Angst, die ich als Kind gefühlt hatte, als mein Vater mich unkontrolliert geschlagen hatte. Ich war erstarrt, unfähig, mich zu bewegen, und wartete auf das Ende, während ich mich zum Schutz zusammenkauerte.

Diese Erinnerungen weckten in mir die Fragen nach dem Sinn des Lebens, nach dem Ursprung und der Bedeutung unseres Daseins. Doch damals, als ich geschlagen wurde, gab es keine Fragen, nur diese unaussprechliche Angst, die mich überflutete.

Mit diesen Worten möchte ich, lieber Leser, dich auf eine Reise zu mir selbst mitnehmen. Ich möchte dir meine persönlichen Erfahrungen teilen und dich als Reiseführer durch meine Gedankenwelt führen. Bitte überspringe keine Seiten, denn jede Zeile ist ein Teil des Puzzles, das sich zu meinem Leben zusammenfügt.

Dieses Buch ist kein Ruf zum Kampf, sondern ein Angebot eines Schlüssels, der dir helfen kann, deine eigenen Herausforderungen mit Alkohol und anderen Süchten anzugehen. Jeder von uns ist einzigartig, und während meiner Perspektive nicht zwangsläufig deine ist, hoffe ich, dass du in diesen Seiten ein wenig Klarheit finden kannst.

WORTE SIND ERST MAL NUR WORTE

Worte sind nur Worte. Mein Weg mag ungewöhnlich sein, aber dennoch hoffe ich, dich mitzunehmen auf meine Reise. Denn durch diese Reise soll ein Verständnis entstehen, das dir hilft, deine Sucht zu verstehen.

Was diese in dir auslösen, ist eine ganz andere Sache und individuell so verschieden wie die Menschen selbst.

Mein überforderter Vater sagte oft zu mir: „Du bist zum Scheißen zu blöd." Die Reaktion darauf war Angst, aber ebenso gut hätte es Aggression sein können. Zwei Seiten derselben Medaille, wie die buddhistische Lehre lehrt. Man muss nicht religiös sein, um gewisse Aspekte solcher Lehren anzuerkennen. Wichtig ist, dass es immer zwei Seiten gibt: ohne Tag keine Nacht, ohne warm kein kalt.

Alkohol hat seine positiven Seiten. Er ist ein hervorragendes Lösungsmittel. Doch für den menschlichen Körper gilt das nicht. Er löst keine Probleme, sondern verstärkt sie. Mit der Zeit löst er höchstens deine Körperzellen auf. Das ist dann leider gar nichts.

Für mich löste Alkohol meine Ängste auf, entspannte mich und brachte die endlosen Gedankenspiralen zum Schweigen. Früh stellte ich Fragen nach dem Ursprung des Lebens, unserer Existenz und dem Sinn dahinter. Ob meine traumatischen Erfahrungen diese Fragen ausgelöst haben, weiß ich nicht. Aber das Gefühl, ausgelöscht werden zu können, spielte in meiner Kindheit eine entscheidende Rolle.

Nie werde ich den Tag vergessen, an dem ich in einer klaren Nacht das Sternbild Orion und den Stern Sirius aufgehen sah. Solche einschneidenden Erlebnisse prägen uns. Natürlich stoßen unsere Verstandsgrenzen schnell an ihre Grenzen, aber das Gefühl des Staunens bleibt. Heute weiß ich, dass jeder Mensch sich irgendwann fragt, welche Stellung wir im Universum einnehmen. Viele haben ihre eigene Antwort gefunden, manche haben sie wohl einfach übernommen. Bis heute beneide ich Menschen, die einfach glauben können.

Letztendlich sind das alles nur Worte. Sie beschreiben die Dinge, sind aber nicht die Dinge selbst. Deswegen sind sie auch nie ausreichend, sondern höchstens annähernd. Das Gleiche gilt für dieses Buch – alle Bücher: Erst in der Verbindung des Worts mit einem Gefühl wird es für mich und dich eine eigene Realität erzeugen.

Alkohol ist erst einmal nur Alkohol.

Hier machen wir eine Pause! Überlege und notiere, welche Gefühle du mit Alkohol verbindest.

WAS IST REALITÄT

Realität ist zunächst das, was wir als wahr erkennen. In dem Moment wird es zu unserer persönlichen Realität, unabhängig davon, wie andere es möglicherweise beurteilen.

Realität entsteht im Gehirn; sie wird dort erst bestimmt. Wer Genaueres darüber erfahren möchte, sollte das Buch „Die Entstehung der Realität" von Jörg Starkmuth lesen. Nach meiner Auffassung entsteht Realität, wenn ich meine Aufmerksamkeit auf etwas richte. Diese Erkenntnis wird im Verlauf unserer Reise an Bedeutung gewinnen. Auf den Weg zum Alkoholiker ist die Art wie die Realität war genommen wird die Realiträt oft verschoben.

Meine Realität war von Gewalt und Angst geprägt, die ich auch als Erwachsener nicht einfach loswerden konnte. Nur mit vier bis sechs Flaschen Bier am Abend wurde sie erträglich. Inzwischen hatte ich eine eigene Familie.

Alkohol kann jedoch noch viel mehr im Gehirn bewirken. Ich war schüchtern, und meine ersten Erfahrungen mit Frauen machte ich unter Alkoholeinfluss. Auch die Frauen schienen plötzlich zugänglicher.

Es gibt zahlreiche Bücher, die über die Wirkung von Alkohol aufklären. Sie zu lesen, ist wichtig, aber allein reicht es nicht aus, um trocken zu werden. Eher ist es der Alkoholiker selbst, der auf offener Straße eine abschreckende Wirkung entfaltet. In diesem Zusammenhang möchte ich etwas klarstellen: Mir ist ein Alkoholiker lieber als ein Geschäftsmann mit Autos, Häusern und was weiß ich. Wenn ich die ökologischen Fußabdrücke auf unserem Planeten betrachte, bevorzuge ich den Mann von der Straße mit seiner Flasche Schnaps. Das führt uns zu der Frage: Bin ich Alkoholiker?

Es lohnt sich, über den Tellerrand hinauszuschauen. Die Anonymen Alkoholiker sagen zum Beispiel Folgendes: Wenn ich die Kontrolle über das Trinken verloren habe, bin ich Alkoholiker. Ich persönlich sehe das genauso. **Wer die Kontrolle über den Alkohol verloren hat, benötigt dringend ärztliche Hilfe. Der Alkohol hat sich dann bereits so weit in den Stoffwechsel integriert, dass ein Ausstieg ohne ärztliche Begleitung kaum möglich ist. Das ist kein Spaß. Und es könnte tödlich enden.**

Dieser Hinweis gehört in jedes Buch, das sich mit Alkohol beschäftigt. Wer die Kontrolle verloren hat, wird für ein Buch wie dieses überhaupt nicht zugänglich sein. Erst in der Therapie kann er sich näher mit seiner Alkoholsucht auseinandersetzen.

Die Frage, ob man Alkoholiker ist oder nicht, halte ich selbst für nicht zielführend. Die Frage, ob man Alkoholiker ist oder nicht, verbindet sich bewusst oder unbewusst damit, ob weitergetrunken wird. Lass dich nicht blenden! Es sind Worte, nichts als Worte. In unserem Gehirn entstehen die Fragen und auch die Antworten. Wenn du unbedingt eine Antwort möchtest, sieh die Tatsache, dass du dieses Buch liest, als Antwort.

Unser Bewusstsein beschäftigt sich nie oder sehr wenig damit, was uns selbst nicht betrifft. Selbst ein Studium der Philosophie beginnt aus persönlichem Interesse. Ich erkannte mein Problem mit Alkohol daran, dass ich, sobald ich abends nach Hause kam, zuerst zum Bier griff. Ich musste tagsüber keinen Alkohol trinken, aber meine Gedanken waren automatisch auf das Bier am Abend gerichtet. Die Idee, Bier zu trinken, kam, ohne dass ich sie beeinflussen konnte.

Wir alle wissen, dass der Übergang vom Problemtrinker zum Alkoholiker fließend ist. Verglichen mit einer Bergtour ist der Aufstieg zum Alkoholiker sehr mühsam. Oben angekommen geht es nur noch bergab. "Mühsam?", denkst du bestimmt jetzt. Ja, mühsam: Wie viele Wochenenden habe ich verflucht, weil sie vorbei waren, ehe sie begonnen hatten? Nur weil sich ab und zu eine schöne Aussicht am Berg eröffnet, ist der Aufstieg nicht weniger mühsam. Mit der Aussicht sind gesellige Abende mit Freunden gemeint. Natürlich hast du deine eigenen Aussichten, sonst hättest du längst vom Alkohol gelassen.

Den Weg zum Alkoholiker könnte man auch mit einer Bahnfahrt nach Paris vergleichen. Wie jeder Vergleich ist auch dieser nicht unproblematisch. Aber schauen wir uns diese Analogie einmal genauer an: Es geht mit dem Schnellzug nach Paris. Auf den Alkohol bezogen wäre dies etwa so, als ob man sich jeden Tag volllaufen lassen würde. Aber auch der Bummelzug taugt als Vergleich. Jederzeit kann ausgestiegen werden, und nach unbestimmter Zeit geht es weiter. Letztendlich werden beide – früher oder später – in Paris ankommen. Beide Fahrgäste sind Alkoholiker. Aber wie gesagt: Ein Aussteigen oder ein Verzögern der Ankunft ist jederzeit möglich.

Was unterscheidet jedoch denjenigen, der nie zum Alkoholiker wird, von denen, die es werden? Es ist ganz einfach. Der eine hat auf seiner Reise wirklich Paris mit seinen Sehenswürdigkeiten zum Ziel. Dem Alkoholiker geht es nicht um Paris. Die Hauptsache ist, dass er auf der Fahrt dorthin trinken und in Paris dann richtig saufen kann. Dem Alkoholiker trifft dabei keine Schuld. Der einzige Fehler, den er begangen hat, besteht darin, sich eine Fahrkarte gekauft zu haben, auch wenn dies in guter Absicht geschah. Man will ja schließlich etwas erleben in diesem Leben. Für den, der nicht umsteigt oder aussteigt, geht es unweigerlich nach Paris. Wer jedoch seine Einstellung ändert, hat gute Chancen, doch noch heil in Paris anzukommen und die Sehenswürdigkeiten zu genießen.

Die Frage, ob du Alkoholiker bist oder nicht, kannst letztendlich nur du beantworten. Aber eine Antwort führt zu nichts. Schlimmer noch: Du bekommst die Antwort, die du dir wünschst. Du wirst so lange danach suchen, bis dir jemand deine Antwort fachlich bestätigt. Mein einfacher Rat lautet daher: Lass es!
Es sei denn, du begreifst dich bereits als Alkoholiker. Einsicht kann in diesem Fall der erste Schritt sein. Ein längeres Grübeln darüber, ob du ein Alkoholiker bist oder nicht, führt dagegen zu nichts anderem als Untätigkeit.

Apollo 13 an Erde: „Houston, ich habe ein Problem.“

Wir kennen alle den ikonischen Satz aus Apollo 13: „Houston, ich habe ein Problem.“ Doch ein Problem bleibt nur solange bestehen, bis es erkannt und behoben wird. Die heutige Flugsicherheit beruht auf der Beseitigung vergangener Probleme. Flugzeugabstürze ereignen sich heute nur noch durch Ignoranz, Absicht, technisches Versagen oder unvorhersehbare Wetterbedingungen – gegen letztere sind wir tatsächlich machtlos.

Jeder von uns kann aus verschiedenen Gründen sterben. Doch eine erkannte Alkoholsucht gleicht Ignoranz und Absicht. Die Metapher "Houston, ich habe ein Problem" passt perfekt zum Alkoholproblem oder zur Alkoholsucht. Wie die Besatzung der Apollo 13 bist du allein und rufst nach Hilfe. Die Ärzte sitzen jedoch bequem in Houston und geben Ratschläge – und verdienen sogar an dir, ohne immer das zu berücksichtigen, was dir am besten helfen könnte.

Es lohnt sich nicht, sich darüber aufzuregen, denn schließlich hat Houston irgendwie geholfen. Trotz allem verfügen wir in Deutschland über eines der besten Gesundheitssysteme der Welt, zumindest meiner Meinung nach.

KEVIN ALLEIN ZU HAUS

Stell dir vor, du bist wie Kevin – allein zu Hause mit deinem Problem. Klingt zunächst rau, oder? Doch ist es das wirklich? Dieses Gefühl der Einsamkeit begleitet mich seit Kindertagen. Meine Mutter war abwesend, mein Vater überfordert. Vielleicht spüre ich deshalb diese Einsamkeit intensiver als andere, die in heilen Familien aufgewachsen sind. Aber wenn ich genauer hinschaue und mit anderen spreche, scheint jede Familie ihre eigenen Probleme zu haben.

In der Pubertät suchen Jugendliche nach Identität und Freundschaft, möchten sich von den Eltern abgrenzen, um sich dann doch wieder nach ihnen zu sehnen. Die Freunde, die sie finden, spiegeln oft ihre eigene Persönlichkeit wider. Sie wollen akzeptiert werden. Wenn in dieser Gruppe Alkohol konsumiert wird, trinken (fast) alle mit. Jahre später kann keiner von ihnen wirklich den Zusammenhang zwischen diesem Verhalten und möglichen Alkoholproblemen herstellen.

Aber gerade in diesen jugendlichen Peergroups wird der Grundstein für eine mögliche Alkoholabhängigkeit gelegt. Wie Kevin, der zu Hause Chaos anrichtet und plötzlich feststellt, dass er seine Familie vermisst – die gewisse Ordnung, die Verlässlichkeit der Welt. Selbst die chaotischsten Eltern scheinen besser zu sein als eine unberechenbare Welt.

Vielleicht denkst du jetzt, dass das alles lange zurückliegt, aber ich muss dich enttäuschen. Wir tragen alle noch das Kind, den

Jugendlichen in uns. Es mag uns teilweise oder sogar vollständig unbewusst sein, aber diese Zeit gehört unauslöschlich zu uns. Und dort liegt auch ein Schlüssel zu unserer Alkoholsucht.

Nun, leg eine Pause ein! Nimm dir Zeit, deine Verhaltensweisen zu überdenken und aufzuschreiben! Aber setz dich nicht unter Druck. Druck erzeugt nur Gegendruck und verlangsamt den Prozess, den ich hier vorschlage.

Bitte trage dein Problem nicht vor dir her – es sei denn, du hast entschieden, Hilfe bei den Anonymen Alkoholikern oder einem Suchttherapeuten zu suchen.

Die Gesellschaft ist oft nicht bereit, sich den Spiegel vorhalten zu lassen. Sie sehen in dir nur den Süchtigen. Mir war lange nicht klar, warum das friedlich machende Haschisch verboten ist, während der teilweise aggressiv machende Alkohol erlaubt ist. Aber darüber nachzudenken bringt dich nicht weiter.

In dieser Lebensphase, in der du ernsthaft über dein Suchtproblem nachdenkst, bist du wie ein zartes Pflänzchen, das jeder ungehobelte Zeitgenosse zertreten kann.

Aufgrund meiner Kindheitserfahrungen habe ich die Einsamkeit besonders stark gespürt. Ich habe mich damit getröstet, dass ich bereits genug Persönlichkeitsmuster in meinem Gehirn habe, die mich einzigartig machen – sei es im Privatleben, bei der Arbeit, unter Freunden oder im Urlaub. Noch ein weiteres Ich in meinem Gehirn, um mich nicht einsam zu fühlen, wäre der absolute Super-GAU.

Du musst dich selbst um dich kümmern! Das wird nicht nur dein Selbstwertgefühl steigern, das durch den Alkohol angeknackst ist. Es gibt Menschen, die jahrelang nach einer Lösung ihrer Probleme im Außen gesucht haben – in einer neuen Liebe, in Büchern, bei Ärzten und allem Möglichen. Doch die Lösung schien immer außer Reichweite zu sein.

Einstein sagte einmal, dass man nicht erwarten könne, dass sich etwas ändert, wenn man immer dasselbe tut. Die Lösung für dein Alkoholproblem liegt bei dir. Du hast es schließlich selbst geschaffen und nur du weißt, wo die Schlüsseleinstellungen zu finden sind.

Lies deine Aufzeichnungen hunderte Male durch – für jedes Bier oder jeden Schnaps, den du getrunken hast. Ich habe nie behauptet, dass es einfach sein wird, dein Alkoholproblem zu lösen. Aber es ist auch kein Kampf.

Was dabei hilft dabei?

Zum einen dieses Buch, wenn du es selbstkritisch und reflektiert liest. Ein Betroffener schreibt darin über die vielen Wege, die er ausprobiert hat, und schließlich den für ihn richtigen gefunden hat. Wenn du es zulässt, kann dieses Buch auch dein Reiseführer werden.

Menschen mit ähnlichen Erfahrungen können helfen, oder Menschen, bei denen du dich aufgehoben fühlst. Aber Achtung: Hier lauert eine große Gefahr! Zum einen, wenn es sich um Menschen handelt, die nicht sehen können, wenn du leidest. Der Begriff "Co-Abhängigkeit" ist dir bestimmt bekannt. Du kannst ihn aber natürlich auch googeln. Zum anderen: Ich war einst in einer Selbsthilfegruppe, was sich anfangs bewährte, weil dort Menschen saßen, denen es ähnlich ging. Das Gefühl, allein mit seinem Problem zu sein, verliert sich dort ganz schnell. Auch findet man Leute, mit denen man gut etwas ohne Alkohol unternehmen kann. Mir persönlich wurde aber schnell langweilig, da es mir schien, als ob sich die ganze Gruppe im Kreis drehen würde. Hinzu kam für mich persönlich, dass ich ein gelöstes Problem nicht zum tausendsten Mal durchkauen wollte. Die Zeit war mir letztlich einfach zu schade. Prüfe deshalb sehr genau, ob eine Gruppe etwas für dich ist! Meiner Meinung nach spielt auch die Schwere deiner Alkoholabhängigkeit eine große Rolle.

Wie ich bereits geschrieben habe, ist dieses Buch nicht für die sehr schweren Fälle geeignet. Sie gehören wirklich in ärztliche Hand. Durchaus helfen kann auch ein Psychologe bzw. Neurologe, der sich optimal mit Suchtproblematiken auskennt. Ein Hausarzt geht auch, wenn ein entsprechendes Vertrauensverhältnis vorhanden ist.

Ich bin auch ein Befürworter von Antidepressiva. Ich weiß, dass dieser Vorschlag für manche eine Hürde darstellt. Daher schreibe ich von meinen Erfahrungen, um es leichter für dich zu machen.

Alkohol hat bei mir eine wichtige Funktion eingenommen. Er hat mich entspannt und meine Ängste gelindert, zumindest zeitweise. Später wurden die Ängste verstärkt, zum Beispiel durch die Angst vor der Entdeckung meiner Alkoholsucht. Als ich Alkohol trank, war meine Hirnchemie ziemlich durcheinander. Oder anders gesagt: Alkohol hat die Hirnchemie gekapert und die angenehmen Botenstoffe erst freigegeben, wenn ich etwas getrunken habe. Dies macht einen kalten Entzug so schwierig. Es hat sich bei mir angefühlt wie Hunger, nur stärker. Auch ähnelt es dem Gefühl, plötzlich von seiner großen Liebe verlassen zu werden. Da ähnliche Botenstoffe wirken, wie zum Beispiel Serotonin und Dopamin, ist dies kein Wunder.

Ein Antidepressivum fängt diesen Mangel auf, daher bin ich ein Befürworter, vorübergehend eines zu nehmen. Im Gegensatz zu Alkohol machen sie nach meiner Erfahrung nicht abhängig und können sehr leicht ausgeschlichen werden.

Jeder Mensch reagiert anders auf die gleichen Medikamente. Leider müssen dadurch manchmal verschiedene Antidepressiva ausprobiert werden, ehe das richtige gefunden ist. Daher ist Geduld gefragt, was generell bei der Alkoholsucht so ist. Man kann nicht erwarten, dass sich der Körper innerhalb von Tagen umstellt und etwas abgewöhnt, das lange Jahre antrainiert wurde. Ich habe von verschiedenen Zeiträumen gelesen, wie lange so etwas dauert. Mein Körper braucht etwa sechs Wochen, bis er sich neu eingestellt hat.

Da es bei mir am Abend auch um Entspannung und ein Einschlafen ohne Grübeleien ging, hat mir ein leichtes, entspannendes und schlafförderndes Mittel geholfen.

Nicht verschweigen möchte ich aber auch, dass die Antidepressiva bei mir auf die Potenz gewirkt haben. Dies trug zum Scheitern einer Beziehung bei. Der Alkohol hätte dies früher oder später aber auch geschafft.

Wenn man Alkohol trinkt, glaubt man, dass sich das Böse der Welt ausschalten lässt. Heiter und gut gelaunt wird man durch Alkohol. Keine schlechten Gefühle möchte man mehr haben. Allerdings lässt sich Alkohol nicht selektiv verwenden. Nach und nach wird alles abgeschaltet – auch die guten Gefühle. Wenn du dann betrunken ins Bett fällst, ist wirklich Game Over. Es ist wie ein Selbstmord auf Raten.

Kann es nicht auch sein, dass du nur einen Ort der Ruhe suchst, ein Gefühl von Geborgenheit? Die Welt mal hinter dir lassen und dich auf dich zurückziehen? Falls es so ist, schaffe dir diesen Ort!
Besonders half mir Alkohol, wenn ich mich entspannen wollte. Wer mit der Progressiven Muskelentspannung vertraut ist, dem muss ich meine selbst entwickelte Erweiterungsmethode nicht erklären. Grob gesagt werden die Muskelgruppen von Körperteil zu Körperteil angespannt und wieder entspannt. Mir

ist der Effekt nicht stark genug, sodass ich Körperteil für Körperteil tatsächlich anhebe, bis eine Ermüdung eintritt. Dann lasse ich mich in die Entspannung fallen. Dies wiederhole ich mit jedem Arm, jedem Bein und dem Rumpf je dreimal. Bei der Ausatmung achte ich darauf, dass sie etwas länger ausfällt als die Einatmung. Die angestrebte Entspannung ist auf diese Weise relativ schnell erreicht.

Ein Glas warme Milch mit Kakao kann sehr gut als Hilfe zum Einschlafen dienen. Zu verdanken ist dies dem Botenstoff Serotonin, der dann vermehrt ausgeschüttet wird.

Ich habe bereits erwähnt, dass der Entzug von Alkohol ein ähnliches Gefühl wie Hunger auslöst. Dieser Hunger ist jedoch nicht durch eine Mahlzeit zu stillen. Trotzdem lindert Essen Entzugserscheinungen.

Um es aber noch einmal deutlich zu sagen: **Es geht auch beim Alkohol um eine Liebesbeziehung**. Für diese Liebe tut man bis hin zur Selbstaufgabe einfach alles.

Mein gestörtes Verhältnis zum Vater und die abwesende Mutter haben mich mit hoher Wahrscheinlichkeit ein gestörtes Verhältnis zur Liebe aufbauen lassen. Dieser unauslöschliche Durst nach selbstloser Liebe hat sehr viele Parallelen zur Alkoholsucht. Ich habe meinen Vater trotz allem geliebt. Das Kind in mir empfand sein Verhalten als normal.

Alkohol ist im Prinzip ähnlich. Jeder weiß, wie negativ er sich auswirkt. Da ich es aber als normal empfand, störte mich dies nicht im Geringsten.

Daher möchte ich hier erneut den Hinweis geben, dass es bei dir ganz anders sein kann. Es lohnt sich aber auf jeden Fall, nach dem Grund zu suchen. Stell dir die Frage, warum du trotz negativer Begleiterscheinungen Alkohol trinkst! Die einzige Chance auf Befreiung, die ein Mensch wie ich hat, ist die Bewusstwerdung einer solchen Erkrankung.

Lege hier eine Pause ein! Stell dir die Frage, warum du die negativen Auswirkungen des Alkohols ignorierst! Schreibe so ehrlich wie möglich positive und negative Aspekte des Alkoholkonsums auf.

Dass wir im Leben hinfallen, lässt sich nicht vermeiden. Aber ob wir liegen bleiben oder wieder aufstehen, entscheiden wir selbst.
Sich in eine Opferrolle zu begeben, mag eine Zeit lang als angenehm empfunden werden, doch auf Dauer führt dies in die Handlungsunfähigkeit. Allmählich vergräbt man sich immer tiefer in seine Rolle. Es ist hauptsächlich die Einstellung zu den uns widerfahrenden Ereignissen. Selbst in den ausweglosesten Situationen haben wir alle immer noch die Wahl zwischen Aufgabe oder aktivem Handeln. Es klingt zwar absurd, aber selbst dem größten Feind noch ein Geschenk zu machen, bewahrt die Würde des Menschen und lässt den Widersacher ziemlich alt aussehen.

Gib deine Handlungsfreiheit nicht für kurze wohltuende Gefühle ab! Dies ist einer meiner wichtigsten Botschaften über den Alkoholismus hinaus. Sie führt zu einem komplett anderen Leben. Falls du in dieser Hinsicht Hilfestellung suchst, empfehle ich dir die Website.

https://www.psychotipps.com.

SUCHE NACH DEINEM BEDÜRFNISSEN

Eine Sucht bringt immer zum Ausdruck, dass du deinen natürlichen Bedürfnissen nicht genügend nachgibst. Deine Aufgabe ist es daher, nach ihnen zu suchen und zu überlegen, wie du sie dir erfüllen kannst oder ob jemand anderes dies übernehmen kann. Schreibe es auf.
Das Erkennen der eigenen Bedürfnisse ist ein wichtiger Schritt, um die Ursachen einer Alkoholsucht zu verstehen. Bei mir war es hauptsächlich das Bedürfnis nach Entspannung, das sofort durch den Konsum von Alkohol befriedigt wurde.
Es ist verständlich, dass es damit nicht getan ist. Eine Alternative muss her. Bei mir war es schließlich der Sport.

Sport kann ein wirksames Mittel sein, um deine Bedürfnisse zu erfüllen. Durch körperliche Betätigung kannst du nicht nur deine körperliche Gesundheit verbessern, sondern auch deine psychische Verfassung stärken. Wenn du dich beispielsweise schwach fühlst, kann regelmäßige Bewegung dir helfen, deine

Stimmung zu heben und deine Energie zu steigern. Dabei ist es wichtig, eine Sportart zu wählen, die dir Freude bereitet und die du langfristig ausüben kannst.

Ein weiterer wichtiger Aspekt ist die richtige Ernährung. Eine ausgewogene Ernährung kann dazu beitragen, deine körperlichen und psychischen Bedürfnisse zu erfüllen. Indem du dich mit gesunden Nahrungsmitteln ernährst, versorgst du deinen Körper mit wichtigen Nährstoffen und trägst zu deinem Wohlbefinden bei.

Neben körperlicher Aktivität und gesunder Ernährung solltest du auch auf deine psychischen Bedürfnisse achten. Dies kann bedeuten, Zeit für Entspannung und Erholung einzuplanen, sich mit Freunden und Familie auszutauschen oder Hobbys und Interessen nachzugehen, die dir Freude bereiten.

Indem du deine Bedürfnisse ernst nimmst und bewusst darauf achtest, sie zu erfüllen, kannst du langfristig dazu beitragen, einer Sucht vorzubeugen und ein gesundes und erfülltes Leben zu führen.

Ist Alkoholsucht eine Erkrankung?

In erster Linie beschreibt sie ein Phänomen und grenzt quasi einen Mechanismus der menschlichen Psyche ein. Gleichzeitig werden jedoch starre Grenzen gezogen, was zu einem sogenannten Schubladendenken führt. Um jedoch medizinische

Hilfe zu erhalten, ist diese Einordnung notwendig und unumgänglich. Die menschliche Gesellschaft funktioniert anscheinend so: Ohne Einordnung wird keine Hilfe gewährt.

Persönlich habe ich keinerlei Probleme damit. Ich würde Alkoholsucht ebenfalls als Krankheit einstufen, weiß aber, dass es dazu verschiedene Meinungen gibt. Allerdings birgt diese Einordnung für den "Erkrankten" eine weitere Gefahr: Es gibt Menschen, die sich auf der Diagnose "krank" ausruhen und denken: "Ich bin krank und kann nichts dagegen tun." Dies ist im Zusammenhang mit Alkohol jedoch keineswegs der Fall. Nur wer weiter hemmungslos trinkt, ist auf dem kürzesten Weg zum Tod.

Sterben müssen wir zwar alle, doch verkürzt sich der Weg dorthin durch Alkoholmissbrauch enorm. Hinzu kommt, dass der Weg bis zum Tod ein sehr qualvoller Leidensprozess sein kann. Von den Auswirkungen auf deine Mitmenschen möchte ich gar nicht erst anfangen zu berichten.

Fazit: Ob Alkoholsucht nun als Erkrankung angesehen wird oder nicht, spielt für diejenigen, für die dieses Buch geschrieben ist, keine große Rolle. In diesem Buch geht es um den Missbrauch von Alkohol und noch nicht um eine schwerwiegende Alkoholsucht. Mein Ziel ist es, zu helfen, bevor dieser Punkt erreicht wird und Alkoholabhängigkeit zu einer schwer heilbaren Krankheit wird.

SCHWÄRZE DER NACHT

Das Kapitel über die Schwärze der Nacht ist für mich persönlich das unangenehmste. Das Schreiben darüber bereitet mir Probleme, und ich denke, dass es vielen Lesern genauso geht. Dennoch möchte und kann ich es nicht auslassen, allein weil in der Schwärze der Nacht ein Teil des Schlüssels liegt, der zur Befreiung von der Alkoholsucht führt.

Ich nenne es „schwarze Leere". Es ist jedoch nur ein Begriff, denn es gibt keinen echten Namen für diesen Zustand. Wichtig ist jedoch, dass du ihm einen Namen gibst. Es kann sein, dass du deine eigene schwarze Leere erlebst. Mit einem Namen wird dieser Zustand greifbar für dich. Und ist er dann „begreifbar", kann er reflektiert werden.

Es gibt wohl kaum etwas, wovor wir uns mehr fürchten als vor dem Auslöschen des Ichs. Für mich ist dies die Mutter aller Ängste. Dieser Angst vor dem Nichts versuchen wir mit allen möglichen und unmöglichen Beschäftigungen aus dem Weg zu gehen. Selbst das Lästern über andere Menschen ist besser als die Leere. Es gibt sogar eine App, die die nervigen, aber vertrauten Geräusche, wie den Lärm der Straße, nachahmt. Manche Menschen können nicht schlafen, ohne diesen vertrauten Lärm. In Therapien wird dieses Thema meines Wissens wenig oder gar nicht angesprochen.

Als ich versuchte, keinen Alkohol zu trinken, trat diese Leere mit solcher Macht hervor, dass ich wohl alles getan hätte, um diesen Zustand zu beenden. Es fühlte sich an, als ob jemand ein vertrautes Geräusch ausgeschaltet hätte. Die einsetzende Stille war beängstigend. Ob dieses Geräusch nervig oder angenehm war, war nebensächlich. Erst als ich diese Leere in mir zuließ, wurde es allmählich besser. Ich ging dann sogar bewusst tiefer in sie hinein. Ich schloss meine Augen und sah bewusst in das Schwarze, das sich da auftat. Später entwickelte ich daraus eine Meditationsübung. Es hilft schon die ganz einfache Übung, bei geschlossenen Augen eine Acht zu rollen – zehn Mal in die eine und zehn Mal in die andere Richtung.

Weitaus effektiver ist es jedoch, langsam rückwärts von zehn bis null zu zählen. Wichtig ist dabei, nicht nur einfach zu zählen, sondern erst weiterzugehen, wenn man die vorherige Zahl bildlich vor sich sieht. Zeit spielt dabei keine Rolle. Daher gehe wirklich erst weiter, wenn die jeweilige Zahl vor deinen geschlossenen Augen sichtbar wird. Das kann anfangs schwerfallen, da die Konzentration schnell nachlässt. Bei null angekommen gehe ich durch das entstehende Oval und schaue ins Nichts. Mir erscheint dann meist ein Tier, das mich durch die Dunkelheit führt, und eine Fantasiereise beginnt. Was ich dort erlebe, möchte ich nicht weiter ausführen, da dies bei jedem anders sein wird und meine Erlebnisse dich nur in eine bestimmte Richtung lenken würden. Wichtig ist aber, dass es mir hilft, die Leere anzunehmen.

Gleichwohl gibt es einen negativen Aspekt der schwarzen Leere. Wer diesen Zustand erreicht, ist sehr gefährdet, sich und die Welt aufzugeben. Für mich war dieser Zustand sehr verlockend, als ich keinen Ausweg sah, der Hölle des Vaters zu entfliehen. Allgemein gesprochen befand ich mich in einer Lebenskrise.

Nichts
Nichts mehr hören,
Nichts mehr sehen,
Nichts mehr fühlen,
Nichts mehr schmecken,
Die Welt kann mich am Ar... lecken.

Dagegen
Was sind schon 70 Jahre?

Falls dich das Kapitel über die Dunkelheit und Leere nicht betrifft, kannst du einfach darüber hinweggehen.

EGOISMUS UND SELBSTLIEBE

Egoismus ist ein Begriff, mit dem viele Alkoholiker Probleme haben. Sie verbinden ihn oft mit Ausbeutung, nur an sich denken oder rücksichtslosem Handeln. Dabei geht es jedoch vielmehr um Selbstliebe, die ein integraler Bestandteil der Persönlichkeit sein sollte. Erst wenn du dich selbst wirklich annehmen kannst, deine Bedürfnisse kennst und liebevoll deine Stärken und Schwächen akzeptierst, wirst du in der Lage sein, diese Gefühle auch auf andere Menschen zu übertragen. Solange du dies nicht tust, wirst du Fehler in deinem Leben in anderen Menschen und in deiner Umgebung suchen. Du könntest glauben, dass ein neuer Partner oder ein neuer

Arbeitsplatz die Lösung deiner Probleme darstellt, und heimlich hoffen, dass sie deine Bedürfnisse erraten. Doch solange du nicht wirklich erkennst, was du brauchst, wirst du immer wieder in die gleiche Falle tappen.

Alkohol ist in diesem Sinne nur ein Ausdruck dafür, dass du keine Selbstliebe in dein Leben integriert hast. Glück entsteht jedoch nur, wenn du dich selbst liebst. Ein Buch, das diesen Zusammenhang wirklich hervorragend beschreibt, ist „Heirate dich selbst" von Veit Lindau. Der Titel mag provokativ klingen, doch er trifft den Kern der Sache sehr präzise.

Alkoholfreies Bier

Alkoholfreies Bier war für mich eine unterstützende Maßnahme während meiner Genesung. Doch als ich dies in einer Gruppensitzung erwähnte, riet mir die leitende Therapeutin davon ab. Ihrer Philosophie nach sollte Alkohol grundsätzlich vermieden werden, selbst wenn es sich um alkoholfreies Bier handelt, das einen geringen Alkoholanteil aufweist. Dennoch produziert der Körper auch auf natürliche Weise Alkohol, sodass eine vollständige Vermeidung praktisch unmöglich ist. Einmal habe ich aus Versehen ein Bier mit Alkohol getrunken und es sofort bereut, indem ich es in leichter Panik wegschüttete.

Für mich war alkoholfreies Bier eine Möglichkeit, Entzugserscheinungen zu mildern, ohne die Gefahr eines

Rückfalls zu erhöhen, da es das Hungergefühl linderte. Besonders ehemaligen Biertrinkern kann alkoholfreies Bier durchaus helfen, jedoch hängt dies von der jeweiligen Person ab, und die Verantwortung, diese Entscheidung zu treffen, liegt bei jedem Einzelnen.

Ursprünglich plante ich, meine Verhaltens-Tipps ans Ende des Buches zu stellen, doch es ist wichtig, dass du hilfreiche Methoden kennenlernst, bevor du komplett auf Alkohol verzichtest. Zumindest sollten sie bekannt sein und eingeübt werden. In Momenten der Not bleibt oft wenig Raum, um neue Techniken zu erlernen.

Hier ist ein guter Punkt, um innezuhalten! Reflektiere, was bisher gelesen wurde, und überprüfe, ob du es verstanden hast. Lies einzelne Abschnitte oder das gesamte Buch erneut, bis du das Gefühl hast, es nachvollziehen zu können. **Entwickle eigene Strategien, die dir helfen könnten, und probiere verschiedene Entspannungsübungen aus**.
Denke auch daran, einen Arzt aufzusuchen oder zumindest einen Termin zu vereinbaren, um weitere Unterstützung zu erhalten!

REISEBEGINN

Willkommen an Bord unserer Reise in die Freiheit von der Alkoholsucht. Doch bevor wir starten, stelle sicher, dass du alles dabeihast. Du hast dich sicherlich gefragt, wie ich dir letztendlich helfen kann, von der Alkoholsucht loszukommen. Was ist der Kern dieses Buches? Was genau musst du tun, um endlich frei zu sein?

Jetzt, da wir auf hoher See sind, kann ich es dir verraten. Ich habe einen Schatz gefunden und möchte ihn mit dir teilen. Nein, es ist kein Gold oder Juwelen, sondern die Freiheit vom Alkohol. Ich habe ihm den Alkohol weggenommen, denn er hat es nicht anders verdient. Er mag zwar als Lösungsmittel dienen, aber er sollte niemals König in deinem Bewusstsein sein.

Du fragst dich vielleicht, warum ich das tue. Nun, ich mag Alkohol einfach nicht. Er zerstört so viel, verlangt alles und ist erst zufrieden, wenn du am Ende bist. Das ist meine Motivation.

Alles, was ich bisher erzählt habe, wird dir auf deiner Reise nützlich sein, um dorthin zu gelangen, wo ich bereits bin. Wenn ich nur einem einzigen Menschen mit meinen Erfahrungen helfen kann, hat dieses Buch seinen Zweck erfüllt.

Als ich erkannte, dass Alkohol ein Problem für mich darstellt, habe ich mich natürlich informiert. Aber wozu? Um alles über meinen Gegner zu wissen? Doch Alkohol ist kein Gegner, kein Feind. Er ist einfach nur Alkohol. Natürlich kannst du dich über ihn informieren, doch letztendlich wird das dein Problem mit Alkohol nicht lösen.

Hast du übrigens Alkohol mit auf unsere Reise genommen ? Schau doch mal in deiner Kabine nach. Es wäre nicht schlimm, aber es würde unsere Reise verlängern. Außerdem könnten wir in einen Nebel geraten. Du bist nun der Steuermann, und wenn du trinkst, müssen wir die Segel einholen, um nicht auf einem Riff zu stranden. Bevor wir unsere Reise fortsetzen können, musst du erst wieder nüchtern sein.

Bist du bereit, die Segel zu setzen und die Reise anzutreten?

Jede Metapher hat seien Grenzen oder wohin die Reise geht.

Es ist wichtig, sich darüber im Klaren zu sein, wohin die Reise führt. Im Kontext des Alkoholproblems suchen wir nach einem Land mit oder ohne Alkohol. Doch selbst in der abgelegensten Region wird Alkohol präsent sein, selbst im Camp der Forscher in der Antarktis.

Die Antwort liegt jedoch bereits in dieser Erkenntnis. Es geht darum, zu lernen, mit Alkohol umzugehen, der überall präsent ist. Anders als bei einer vergangenen Liebe können wir dem Alkohol nicht einfach ausweichen.

Es gibt mittlerweile Therapieansätze, die uns helfen können, die Kontrolle über unseren Alkoholkonsum zurückzugewinnen. Ein Beispiel dafür ist das Buch "Kontrolliertes Trinken" von Joachim Körkel – hier haben wir wieder das Schlüsselwort:

Kontrolle! Kontrolle erfordert lang anhaltende Aufmerksamkeit und bewusstes Handeln.

Daher halte ich solche Ansätze aus meiner Sicht für völligen Quatsch. Es mag zwar sein, dass sie dem einen oder anderen Alkoholiker im Endstadium helfen können, noch ein paar Lebensjahre dazugewinnen, aber für die meisten Alkoholiker ist es eine Zumutung.

VERFLOSSENE LIEBE

Wenn wir auf unser bisheriges Leben zurückblicken, sollten wir es ohne Wehmut tun. Wir können lediglich aus unseren Fehlern lernen und das Schöne mitnehmen. Die Vergangenheit ist endgültig vorbei, nur die Gegenwart zählt. Es geht in eine neue Zukunft.

Wie bereits erwähnt, hat die Alkoholsucht für mich tatsächlich viel mit einer Liebe gemeinsam. Wir sind verliebt in den Alkohol. Tatsächlich wirken die gleichen Botenstoffe. Wenn der Tag gekommen ist und man merkt, dass diese Liebe mehr schadet als guttut, ist eine Trennung unausweichlich. Dabei geht es nicht darum, die ganze Beziehung infrage zu stellen. Sicher gab es auch schöne Seiten der Beziehung. Allerdings sollte der Eigenschutz immer Vorrang haben.

Die Debatte darüber, ob man kontrolliertes Trinken erlernen kann oder nicht, führt zu nichts. Tatsächlich erzeugt sie sogar sinnlosen Druck. Druck erzeugt jedoch immer einen Gegendruck, sodass ein Spannungsfeld entsteht. Die Einstellung "Ich darf nicht mehr trinken" löst Panik aus. Umgekehrt erfordert es eine ständige Konzentration auf den Alkohol, um das Trinken wieder kontrolliert zu erlernen. Konzentration ist jedoch ein gutes Stichwort. Das menschliche Gehirn ist nicht in der Lage, eine lange Konzentration aufrechtzuerhalten. Buddhistische Mönche erreichen zwar beeindruckende Ergebnisse, ihre Zielsetzung ist jedoch eine andere. Für uns ist es ein immenser Vorteil, uns nicht lange konzentrieren zu können. Das gilt es auszunutzen.

Wenn der Suchtdruck kommt, sei dir gewiss, dass er nicht lange anhalten kann! Nur wenn du diesen Suchtdruck immer wieder in Form von Gedanken fütterst, bleibt er bestehen.
Lenke dich daher mit den hier empfohlenen und **deine eigenen Methoden** wie Meditation, Sport, Musik usw. ab!

Folgende Übung kann hilfreich sei

Konzentriere dich auf das Wort Alkohol (nur das Wort) und versuche, nur an das Wort zu denken! Hol die Konzentration immer wieder zurück! Du wirst sehen, dass sich Alkohol in Luft auflöst. Es hat keine Substanz mehr.

Alkohol ist in unserem Bewusstsein zu einem Verkehrsknotenpunkt geworden. Von hier aus kann es in verschiedene Richtungen des Bewusstseins gehen. Wie die Spinne ihr Netz baut, lässt Alkohol ein Netz in deinem Bewusstsein entstehen.

Wenn er jedoch keine Substanz mehr hat, zerfällt das gesamte Netzwerk mit der Zeit. Wenn etwas innerlich morsch geworden ist, wie ein alter Baumstamm, der schon jahrelang liegt, genügt ein Schlag, und er zerbröselt. Einen ungewöhnlichen Trick wendete ich an, wenn meine Gedanken lange um den Alkohol kreisten. Er diente mir lediglich als Anfangshilfe: Ich trug einen Haargummi bei mir, um bei Bedarf durch ein Schnippen auf die Haut einen kurzen Schmerzreiz zu setzen. Dies hat keinesfalls mit Selbstverletzung oder Ähnlichem zu tun, eher mit Akupunktur. Der kurze Schmerzreiz verwirrt die Gedanken derart, dass der Gedanke an „Alkohol" plötzlich verschwunden ist. Es ist in etwa so, als ob die während einer Flaute herabhängenden Segel plötzlich Wind bekommen.
Eine weitere Möglichkeit, kritische Momente zu überbrücken, ist das Laufen an frischer Luft – wie Forrest Gump, falls du den Film kennst: „Lauf Forrest, lauf!".
Wie ich bereits eingangs geschrieben habe, hat jede Metapher ihre Grenzen. Doch möchte ich die Metapher der Seereise weiterverwenden. Schließlich trägt eine Metapher dazu bei, eine Botschaft in tiefere Schichten unseres Bewusstseins zu bringen. Ich hoffe, dass wir nun eine Mannschaft geworden sind, sodass ich dich mitnehmen kann.

Auf See müssen wir zusammenhalten. Dort haben Zweifler nichts zu suchen. Jeder muss dort seinen Job erfüllen. Wenn ein Sturm aufkommt, ist es zu spät, noch die Grundzüge des Segelns zu erlernen.

ANGST VOR DEM AUFBRUCH

Entscheidungen, die ich in meinem Leben aus freien Stücken getroffen habe, waren meist mit Anfangsangst verbunden. Dennoch habe ich keine einzige dieser Entscheidungen jemals bereut. Sie führten mich zu neuen Ufern und waren besser als das Vorherige. Ich vergesse nicht die guten Dinge, verspüre jedoch keine Wehmut, der Vergangenheit nachzutrauern. Trotz der Angst waren Aufbrüche stets von einem guten Gefühl begleitet. Falls du ein solches Gefühl noch nicht spüren solltest, könnte es sein, dass du deine Pausenübungen nicht sorgfältig genug durchgeführt hast. Das ist nicht schlimm, aber wiederhole sie so lange, bis du sicher bist, dass wir gemeinsam in See stechen können! Der Abfahrtstermin steht nicht fest, sodass du völlig frei bist, wann es losgehen soll.

Dass du noch kein gutes Gefühl hast, kann aber auch daran liegen, dass noch nicht alle Segel gefunden sind. Sie sind leider über das ganze Bewusstsein verteilt und müssen gefunden werden. Bedenke auch, keinen sinnlosen Ballast mitzunehmen!

Frei nach dem Witz „Warum nimmt der Ostfriese immer ein Messer mit ins Boot? Damit er besser in See stechen kann!" nimm auf jeden Fall deinen Humor mit. Er ist pures Lebenselixier.

Lass uns gemeinsam durchgehen, welche Segel wir brauchen. Der Einfachheit halber unterscheide ich drei Segel. Ich weiß, lieber Seemann, dass dies nicht ganz korrekt zugeht. Das hat jedoch keinerlei Auswirkung auf unser Schiff.

1. Haupt- oder Rahsegel: Suche nach den Beweggründen, warum du Alkohol trinkst! Was bewirkt er bei dir? Was findest du gut? Was findest du schlecht? Triff eine ehrliche Gegenüberstellung!

2. Schrat- oder Stagsegel: Wer oder was könnte dir helfen, ähnliche Wirkungen wie durch Alkohol zu erzeugen? Meditation, Antidepressiva, ein/e ehrliche/r Freund/-in, Sport?

3. Vor-, Schönwetter- oder Beisegel: Setze ein Ziel. Wenn du dich nicht bereits vom Alkohol losgesagt hast, dann ist das Ziel, das du erreichen möchtest, noch sehr undeutlich. Dieses Segel eignet sich daher nach meiner Auffassung nicht als Hauptsegel. Bei schönem Wetter allerdings, wenn es dir gut geht, kannst du damit zusätzlich Fahrt aufnehmen.

Anker lichten, Segel setzen, freie Fahrt voraus!

Als ich heimlich meine wenigen Habseligkeiten packte und das Vaterhaus für immer verließ, überkam mich eine Angst, er könnte mich erwischen und bestrafen. Doch alles lief gut. Zwar war ich eine Weile wie gelähmt, aber nach und nach ging es bergauf. Stück für Stück holte ich mir mein Leben zurück. Zurück blieb er, einsam und verlassen. Als ich ihn nach langer Zeit besuchte, fand ich einen alten, gebrochenen Mann vor mir, weinend. Meine Gefühle für ihn waren längst erloschen.

Natürlich habe ich ihn trotz allem geliebt, doch erreicht hat er mich nicht mehr. Dafür war es zu spät. Zudem konnte oder wollte er sich nie entschuldigen.

Im Laufe des Lebens müssen die meisten Menschen etwas, das sie lieben, zurücklassen. Irgendwie ist der Alkohol auch eine solche Liebe. Die Entscheidung, ihn zu verlassen, ist meiner Ansicht nach der einzigen Möglichkeit, ihm dauerhaft zu entkommen. Er geht keine Kompromisse ein. Er frisst dich mit Haut und Haaren. Das Wort "Symbiose" ist für ihn ein Fremdwort. Kurz gesagt: Friss oder stirb!

Diese Erkenntnis könnte dazu verleiten, in ein Schwarz-Weiß-Denken zu verfallen: Entweder den Alkohol total verbannen oder mit ihm untergehen. Davor kann ich nur warnen, denn das Gehirn lässt sich nicht austricksen. Es gibt viele Stimmen in deinem Kopf.

Irgendwann, meist zu unpassenden Zeitpunkten, kommen diese Stimmen ungebeten zum Vorschein, die sagen: "Alkohol war doch gar nicht so schlecht. Komm, ein Bier! Ich brauche jetzt Alkohol!". Du kennst diese inneren Dialoge und weißt, was ich meine.

Nein, so funktioniert eine Suchtbefreiung nicht oder nur selten. Und wenn es zu funktionieren scheint, verlagert sie sich doch nur. Es muss richtig heißen: **Ja, der Alkohol war manchmal nicht schlecht und er hat mir auch geholfen**. Aber er hat mehr negative als positive Auswirkungen. Letztendlich wird er dafür sorgen, dass ich frühzeitig aus dem Leben scheide. Und das ist so eine falsche Freundschaft nicht wert.

ICH WILL EINE SOLCHE FALSCHE FREUNDSCHAFT NICHT MEHR!
ICH WILL SEINE (LIEBE) NICHT!

AUF SEE

Auf hoher See erlebst du eine Achterbahn der Emotionen. Zu Beginn des Abenteuers magst du voller Enthusiasmus sein:

"Diesmal schaffe ich es!", denkst du dir. Doch schnell tritt Ernüchterung ein, wenn du die endlose Weite des Ozeans vor dir siehst, ohne ein Land in Sicht. "Wie lange wird diese Reise dauern?", fragst du dich. "Wann werde ich endlich nicht mehr an den Alkohol denken müssen? Ich habe noch genug Rumfässer im Bauch des Schiffes!" – Wenn du keine Fässer mitgenommen hast, kannst du diesen letzten Satz getrost streichen. Herzlichen Glückwunsch!

Wohin führt uns unsere Reise? Diese Frage konnte ich dir bisher nicht beantworten, aber jetzt ist die Zeit gekommen. Wir steuern eine Schatzinsel an, deren Position ich kenne. Doch wenn du immer noch an die Fässer im Bauch des Schiffes denkst, tut es mir leid, aber wir können die Insel nicht anlaufen. Die Gewässer dort sind zu flach, und wir müssen entweder den Ballast der Rumfässer über Bord werfen oder so lange warten, bis du sie alle ausgetrunken hast. Wenn du noch immer nicht verstanden hast, dass eine erfolgreiche Abkehr vom Alkohol nur durch Abstinenz möglich ist, tut es mir leid.
Doch bleibe an Bord, und du wirst sehen, dass sich deine Perspektive ändert. Sollte es zu einem Rückfall kommen und du über Bord gehst, denke daran, dass dies nicht das Ende bedeutet.

Mann über Bord

Du bist ins Meer gefallen, genauer gesagt ins Alkoholmeer. Das ist nicht schlimm, solange du an deine Rettung glaubst. Erst wenn du nicht mehr daran glaubst, verfällst du in Panik. Du versuchst, dich durch wilde Bewegungen zu retten. Aber genau das kühlt deinen Körper noch schneller aus. Schwimme lieber so ruhig wie möglich in Richtung Schiff. Ich komme dir mit dem Rettungsboot entgegen. Dein Schiff ist dieses Buch. Fang einfach noch einmal von vorne an.

Denk daran: Worte sind nur Worte! Konzentriere dich auf deine Rettung! Dass du ins Wasser gefallen bist, weißt du selbst, aber es ist noch nichts verloren. Tot sind wir erst, wenn wir wirklich tot sind. Ein Rückfall in den Alkohol bedeutet erst etwas, wenn wir ihm Bedeutung beimessen. Unbedeutend ist er aber auch nicht. Es erfordert schon Aufwand, dich aus dem Meer zu fischen, und wir können nicht erwarten, dass dies von allein geschieht. Wenn du wieder trocken bist – im doppelten Sinne –, kann unsere Reise weitergehen.

Die Gewässer um die Insel sind trügerisch. Überall lauern versteckte Riffe knapp unter der Wasseroberfläche. Aber ich kenne einen gefahrlosen Weg durch sie hindurch: Mcidc in den ersten sechs Wochen Gesellschaft, wenn du weißt, dass dort getrunken wird. Wenn es sich nicht vermeiden lässt, schiebe einen Grund vor, warum du keinen Alkohol trinkst! Sag einfach, du nimmst Tabletten, die sich nicht mit Alkohol vertragen. Wenn du einen Arzt aufgesucht hast, wird dies sogar stimmen. Keine Diskussion über Alkohol! Das ist ein absolutes Muss – außer natürlich mit ausgesuchten Freunden, die dich auf deiner Reise unterstützen, oder Ärzten."

SUCHE DIR EINEN ANKER!

Zwischen Anfahrt und Ankunft ist es sinnvoll, sich mit einer Aktivität zu beschäftigen, die dich positiv stimmt. Vielleicht kannst du ein Hobby wieder aufgreifen oder weiterführen. Ein Ruhepol, an dem du dich geborgen fühlst, kann ebenfalls hilfreich sein. Musik hören kann diese Rolle übernehmen, aber im Grunde genommen kann alles, was dich positiv ablenkt, dabei helfen. Lass uns jetzt jedoch den Schatz suchen, denn dann musst du nicht länger in diesem Zwiespalt verweilen. Bist du bereit, den Schatz zu bergen?
Doch bevor wir dazu kommen, möchte ich noch etwas Persönliches von mir teilen.

Dazu ein kleiner Rückblick.
Also ging ich weg von meinem Vater und seinen sinnlosen Angriffen. Ich möchte nicht näher darauf eingehen, worin sie bestanden. Heute bin ich der Meinung, dass fast jeder sein eigenes kleineres oder größeres Trauma erlebt. Die Größe des Traumas ist dabei individuell erlebt und definiert. Nur du allein kennst die Bedeutung deiner Erfahrungen. Ein gewisses Maß an Opposition gegenüber den Eltern gehört zum Heranwachsen dazu.

In Gesprächen über Erziehung beobachte ich oft, dass eine allgemein-gültige Position vertreten wird. Aus meiner Sicht kann Erziehung jedoch nur effektiv sein, wenn der Charakter des Kindes/Jugendlichen berücksichtigt wird. Sensible

Kinder/Jugendliche benötigen eine andere Erziehung als solche, die eine härtere Sprache vertragen, ohne daran zu zerbrechen. Erziehung hat genau diese Aufgabe: den Charakter zu erkennen und entsprechend zu handeln.

Ich gehöre zu den sensiblen Menschen, die jedoch auch unsensibel nach außen wirken können. Ein solches Verhalten ist ein Schutzmechanismus, der viele Facetten hat. Es kann verwirrend sein, wenn der sensible Mensch aggressiv und laut erscheint. Sicherlich ungewollt hat mein Vater einen Schatz in mir hinterlassen: Durch ständige Fluchtgedanken genährt, entwickelte sich bei mir eine ausgeprägte Fantasie.

Daher ein kurzer Ausflug in die Sensibilität sei gewährt, denn meiner Ansicht nach gehört dieses Thema unbedingt in ein Buch über Alkoholsucht. Wenn dich das Thema nicht interessiert oder sogar eine Abwehrhaltung hervorruft, ist dies ein untrügliches Zeichen dafür, dass es doch eine größere Rolle in deinem Leben spielt. Du hast dir nur einen emotionalen Panzer zugelegt.

Gerade Jungen wird Sensibilität oft als etwas Negatives vermittelt. Wie alles in der Welt hat Sensibilität Vor- und Nachteile. Oft können wir beobachten, wie sensible Künstler, Schriftsteller oder Musiker einen hohen Preis dafür bezahlen. Ich könnte unzählige Namen nennen, aber du kannst sicherlich eigene hinzufügen.

Das Bewusstsein ist mit einer Art Filter ausgestattet, sodass nur Informationen ans Ziel gelangen, die je nach Filtergröße zugelassen werden. Bei sensiblen Menschen sind die Filterlöcher ziemlich groß, wodurch viele Informationen ungehindert durchkommen. Das Bewusstsein ist damit teilweise überfordert.

Wichtiger als die Menge der gefilterten Informationen ist jedoch deren Bewertung. Fällt sie negativ aus, gibt es ein Problem. Wer zu positiv bewertet, kann ebenfalls in die Fänge einer Sucht geraten. Aber auch das kann negative Folgen haben. Wer zu positiv denkt, kann beispielsweise in einen Kaufrausch verfallen. Neutrale Bewertung wird ihrem Namen gerecht. Allerdings möchte ich mich auf die negativen Bewertungen konzentrieren, da ich mich darin besser auskenne.

Erkennt das Bewusstsein, dass zu viele Informationen gleichzeitig eingehen, beginnt es, die zu großen Löcher im Filter mit allerlei Hilfsmitteln zu verstopfen. Alkohol ist eines dieser Mittel. In dieser Hinsicht ist Alkohol jedoch wie Papier: Auch wenn es ein optisches Hindernis darstellt, lässt es Schallwellen doch hindurch. Im Ergebnis verschwindet die Sensibilität aus der Sichtbarkeit des Bewusstseins, ist aber nach wie vor vorhanden. Auch kann sich hinter Schreihälsen eine hochsensible Person verstecken, die sich auf diese Weise zu schützen versucht.

Die Aufgabe, der sich jeder sensible Mensch stellen sollte, lautet, nach geeigneteren Filtern zu suchen, als es der Alkohol ist. Sensibel sein ist also kein Nachteil. Sensibilität kann kreativ genutzt werden. Ich habe mich der Kunst verschrieben.

Suche deine Kreativität! Es lohnt sich.

ALKOHOL ALS SPION

In einem Agentenfilm des Regisseurs Don Siegel heißt es: "Der beste Spion der Welt ist jemand, der nicht weiß, dass er ein Spion ist." Wenn Alkohol in das Gehirn eindringt, durchforstet er alle Ecken, um die Schwachstellen zu bestimmen. Für mich ist er ein Spion, der sich dauerhaft einnisten will, und letztendlich wird er sein Opfer töten. Es gibt genug Literatur über die Auswirkungen des Alkohols, daher erspare ich uns weitere Ausführungen dazu, da du dich bestimmt bereits auskennst.

Wichtiger sind die negativen und positiven Effekte, die du persönlich mit Alkohol verbindest. Nun hast du sie ja bereits aufgeschrieben und einander gegenübergestellt. Falls nicht, hole dies spätestens jetzt nach!

Was siehst du bei der Gegenüberstellung? Wenn du genau hinsiehst, kannst du den Schatz bereits entdecken.

Seit etwa einem Jahr brauche ich eine Lesebrille. Mir ist es schon einige Male passiert, dass ich sie gesucht habe. Witzig war es immer dann, wenn ich sie bereits aufgesetzt und nur auf die Stirn gezogen hatte. Falls es dir so mit dem Schatz geht, dann betrachte deine Aufzeichnungen – und du erkennst.

ES GIBT MEHR NEGATIVE AUSWIRKUNGEN DES ALKOHOLS ALS POSITIVE

Es gibt mehr negative Auswirkungen des Alkohols als positive. Die negativen Folgen des Alkoholkonsums führen unweigerlich zum Tod. Falls du jetzt enttäuscht bist, sei unbesorgt. Der heilige Gral des Alkoholikers kommt noch. **Doch diese Erkenntnis ist der Schlüssel zum Schatz. Wichtig ist im Moment nur, dass du dies verstanden hast.**

Es lebe der kleine Unterschied!

Hierbei meine ich nicht den Unterschied zwischen Mann und Frau, sondern den Unterschied zwischen Alkoholiker und Nichtalkoholiker. Dass die Übergänge fließend sind, lassen wir beiseite – wir wissen es bereits. Dies tue ich im Wissen, dass sich das Buch hauptsächlich an diejenigen Leser richtet, die sich nicht so recht im Klaren darüber sind, zu welcher Gruppe sie gehören. Wir haben jedoch bereits darüber diskutiert und denken einfach nur zurück: Worte sind nur Worte. Erst durch damit verbundene Gefühle bekommen sie Bedeutung.

Der Unterschied zwischen Alkoholiker und Nichtalkoholiker besteht hauptsächlich darin, welche Einstellung er zum Alkohol besteht. Welche Bedeutung hat er für mich/dich? Wie bewerte ich ihn? Positiv, neutral oder negativ?

Viele Jahre später konnte ich eine neutrale Einstellung zu meinem Vater entwickeln und ihn sogar verstehen. Er war auch ein Opfer. Er war ein Kriegskind. Ich habe ihm verziehen.

Mit dieser Einstellung gewann ich Freiheit für mich selbst. Meine Gedanken kreisen nicht mehr um ihn. Ich kann mein Leben bewusst erleben. Wäre ich in Gram über ihn versunken, hätte er mein ganzes Leben bestimmt. Dies ist in gewisser Weise auch egoistisch, wenngleich ein gesunder Egoismus. Viele Alkoholiker haben ein Problem damit, als egoistisch zu gelten. Lieber greifen sie zur Flasche, als einmal Nein zu sagen.

Übung:
Denke darüber nach, in welcher Situation du Angst hast, als egoistisch zu gelten, aber trotzdem die Anforderungen an dich widerwillig erfüllst! Stelle es ab! Es ist sehr wichtig, sich von jemandem zu trennen, der deinen Charakter ausnutzt. Lass dich

nicht von seinen Bemühungen, dich einzulullen, von deinem Ziel abbringen!

DER HEILIGE GRAL DES ALKOHOLIKERS

Wenn du aufmerksam gelesen hast, ahnst du es sicher bereits: Der heilige Gral für jemanden, der vom Alkohol loskommen möchte, ist seine Einstellung zum Alkohol, besser noch: seine Einsicht nach gründlicher Überlegung.
Sie lautet: "Alkohol ist schlecht für mich!" – dies ist das ständig zu wiederholendem Mantra. Es ist dein Gral. Ab sofort bist du frei. Der Alkoholiker existiert nicht mehr. Der Schatz ist gehoben.

Es kommt noch besser: Denn die Freiheit setzt sofort ein. Sie kommt nicht irgendwann. "Alkohol ist schlecht für mich" gilt für dich ab dem Moment, ab dem du daran glaubst. Und dieser Glaube muss im doppelten Sinne geschehen: Du musst glauben, was du glaubst. Ansonsten bleiben es nur Worte.

Eine Sucht beginnt im Kopf und kann nur im Kopf enden. Ich trinke keinen Alkohol, weil ich nicht darf. Ich trinke keinen Alkohol, weil ich keinen trinken möchte.

So schwierig es scheint, mit dem Alkoholtrinken aufzuhören, so einfach ist es, wenn diese Erkenntnis sich festgesetzt hat.

Vielleicht gibt es hier und da noch Verlangen, aber ein Satz genügt, und man lässt es sein. Diese eine Überzeugung macht den Unterschied zwischen jahrelangem Kampf und einer schnellen Entscheidung aus.

"Bringt mir Alkohol einen Nutzen oder nicht?"

Wenn ja, ist es das wert, alles zu zerstören? Kann ich den Nutzen nicht anderswo finden?
Es gibt keine Pille gegen Alkohol, keine Therapie, keine Person, die dir hilft. Aber in dem Moment, in dem du sagst, Alkohol zu trinken ist Quatsch, bist du sofort frei.
Ist es dir nicht auch schon passiert, wenn andere Menschen an etwas hängen und du es als Quatsch bezeichnest, weil du es selbst nicht nachvollziehen kannst? Alles, was sie dir einreden wollen, dass es schwer ist, ist Unsinn. Nur wenn du dem Alkohol etwas abgewinnst, ist er für dich sinnvoll. Also ist es nur die Einstellung. Nicht mehr aber auch nicht weniger. Die Einstellung muss man sich tatsächlich selbst erarbeiten. Nur du selbst kannst sie als richtig anerkennen.

KAPITEL 14: AUF ZU NEUEN UFERN!

Jetzt, da wir den Schatz gehoben haben, können wir unsere Insel verlassen. Allerdings wirst du auf der Rückfahrt der

Kapitän sein. Ich werde mich in Muße üben und nur ab und zu nach dir schauen. Aber wenn du mich brauchst, rufe nach mir!

Setze das neue Hauptsegel "Alkohol ist schlecht für mich"! Alkohol ist ein falscher Freund. **Alkohol ist eine getäuschte Liebe.** Ihn zu enttarnen ist der Schlüssel zur Freiheit.
Das alte Segel "Gründe, warum ich keinen Alkohol trinke kann vom Mast geholt werden. Im Notfall kann es aber jederzeit wieder gesetzt werden, falls du zweifelst, warum du keinen Alkohol mehr trinkst. Bedenke auch, dass du wieder an den Riffen vorbeimusst, um ins offene Meer zu gelangen!

Als ich den Führerschein gemacht habe, empfand ich mich stark genug, um meinen Vater zu besuchen. Vielleicht geschah dies auch in der Hoffnung, nun die lang ersehnte Anerkennung zu bekommen. Er bot mir sofort ein Auto an. Nach wenigen Tagen verlangte er, dass ich ihn damit jeden Tag besuche und ihm helfe. Überdies mischte er sich in meine Beziehung ein. Ich ließ das Auto bei ihm stehen und ging die 25 km in mein neues Zuhause zu Fuß.

Pass auf dich auf! Solange du auf See bist, wirst du relativ sicher vor fremden Einflüssen sein. Dies kann aber nicht ewig dauern. Irgendwann musst du an Land gehen – und dort lauern Gefahren. Vermeintlich gute Ratschläge kommen von Menschen, die sich dazu berufen fühlen. Ich möchte sie gar nicht aufführen. Du erkennst sie, wenn du ihre Motivation hinterfragst.

Wir dürfen nicht vergessen, dass mit der Alkoholsucht viel Geld verdient wird. Nicht betroffene Personen können meiner Meinung nach nur zu bekränzten Urteilen kommen. Wie viel Geld wird bei der Aufklärung und Suchttherapie ausgegeben und wie viel wird damit verdient?
Nach meiner Auffassung besteht ein deutlicher Widerspruch zwischen den Aufwendungen für Suchttherapie und den Einnahmen durch die Alkoholsteuer. Doch bei all diesen Widersprüchen:
Alles was hilft hat seine Berechtigung.
Konzentriere dich dennoch besser auf dich selbst und erwarte keine Hilfe von außen.

Sofort kannst du die Gesellschaft nicht ändern, aber du kannst dich verändern! Bedenke in solchen Momenten, dass die Zeit für dich spielt! Wie bereits hervorgehoben bleibt unsere Konzentration nicht lange an einen Fleck. Wichtig ist, dass du solchen Momenten nicht noch zusätzliche Aufmerksamkeit schenkst.

Bereit sein, loszulassen, ist ein entscheidender Schritt auf dem Weg zur Heilung. Für mich persönlich erscheint eine Gruppe nicht als der optimale Ansatz, doch das bedeutet nicht, dass es für dich nicht hilfreich sein kann, eine zu finden, wenn du davon profitierst.

Ich bin überzeugt davon, dass wir uns von negativen und egoistischen Bindungen befreien müssen, ohne dabei Groll zu hegen oder zurückzublicken. Wenn ich ein Problem für mich als gelöst betrachte, sehe ich keinen Sinn darin, ständig darauf herumzukauen. Wer aus der Alkoholabhängigkeit ausbricht, kann mit neuem Mut in ein erfülltes Leben starten. Das ständige Kreisen um das Thema Alkohol bringt wenig, außer dass es uns festfahren lässt und wichtige Lebensfreude verloren geht.

Natürlich ist es ratsam, vorsichtig zu sein, wenn man sich einer Gruppe anschließt. Doch noch einmal betone ich, dass dies meine persönliche Ansicht ist. Für viele Menschen ist eine Gruppe ein wesentlicher Bestandteil ihres Trockenwerdens. Und dies gilt auch für andere Formen der Abhängigkeit, abgesehen von lebensbedrohlichen Suchtkrankheiten. Ersetze einfach Alkohol durch die jeweilige Sucht!

Eine Ausnahme bilden Essstörungen wie Esssucht oder Magersucht, bei denen ein sofortiges Aufhören mit dem Essen keine Lösung darstellt. Dennoch liegt auch hier der Schlüssel oft in einer veränderten Einstellung, die letztlich das Verhalten beeinflusst.
Der Talmud verdeutlicht dies auf eindrucksvolle Weise:

Achte auf Deine Gedanken, denn sie werden Worte.

Achte auf Deine Worte, denn sie werden Handlungen.

Achte auf Deine Handlungen, denn sie werden Gewohnheiten.

Achte auf Deine Gewohnheiten, denn sie werden Dein Charakter.

Achte auf Deinen Charakter, denn er wird dein Leben

Kontrolliertes Trinken

Bevor wir weiter gehen, möchte ich noch einmal auf die Therapieform des "Kontrollierten Trinkens" eingehen. Ein Vorreiter dieses Ansatzes ist der Psychologe und Suchtforscher Joachim Körkel, der sich in seinem Werk "Kontrolliertes Trinken" ausführlich mit dieser Methode auseinandersetzt.

Für manche von uns erscheint dieses Angebot unwiderstehlich. Die Aussicht, niemals wieder trinken zu dürfen, ist für viele eine große Herausforderung.

Es gibt sicherlich einige, die mit dieser Therapieform Erfolg haben können. Allerdings ist sie noch vergleichsweise neu, und Langzeitstudien fehlen noch.

Viele Menschen hatten bereits ihren Alkoholkonsum reduziert, bevor dieser Therapieansatz populär wurde. Sie balancieren an der Grenze zwischen den negativen Auswirkungen des Alkohols und den für sie positiven Effekten. Wer dazu in der Lage ist und sich nicht selbst betrügt, kann diese Methode in Betracht ziehen. Für ältere Menschen, deren Überzeugungen oder Einstellungen sich nicht mehr ändern lassen, bietet diese Methode die Chance, noch einige Lebensjahre zu gewinnen. Meiner Meinung nach ist ein unkontrollierter Rückfall in den Alkoholkonsum nach einer Phase der Trockenheit gefährlicher. Bei dieser Therapieform steht das Erlernen eines verantwortungsvollen Umgangs mit Alkohol im Vordergrund.

Die Kernaussage, nämlich die Vorstellung, niemals wieder trinken zu dürfen, als Problem zu erkennen, entspricht meiner eigenen Erfahrung. Dennoch möchte ich ausdrücklich betonen, dass ein Schwarz-Weiß-Denken vermieden werden sollte. Menschen tendieren dazu, die Welt in Gut und Böse zu unterteilen, und wir neigen dazu, das Böse zu bekämpfen und auszurotten. Doch in der Realität vermischen sich beide Aspekte oft, und das Gute kann sogar zum Bösen werden.

Ein Auszug aus Goethes "Faust" illustriert dies treffend:

FAUST: Nun gut, wer bist du denn?
MEPHISTOPHELES: Ein Teil von jener Kraft,
Die stets das Böse will und stets das Gute schafft.
FAUST: Was ist mit diesem Rätselwort gemeint?
MEPHISTOPHELES:
Ich bin der Geist, der stets verneint!
Und das mit Recht; denn alles, was entsteht,
Ist wert, dass es zugrunde geht;
Drum besser wär's, dass nichts entstünde.
So ist denn alles, was ihr Sünde,
Zerstörung, kurz, das Böse nennt,
Mein eigentliches Element.

Auch Joachim Körkel weist darauf hin, dass die Methode des "Kontrollierten Trinkens" umstritten und nicht für jeden geeignet ist. Ich persönlich betrachte sie als eine lebenslange Herausforderung. Nach sieben Jahren der Abstinenz landete ich wieder genau an dem Punkt, an dem ich gestartet war. Ich trank schnell wieder die gleiche Menge Alkohol wie zuvor und darüber hinaus, als ich aufgehört hatte. Kurzfristig begegnete ich dem Alkohol wieder mit positiven Einstellungen. Letztendlich ist es ein Spiel mit jemandem, der die Regeln bestimmt. Ein Spiel mit dem Tod.

Ein kurzer Einblick in die Wissenschaft darf hier nicht fehlen. Bitte entschuldige etwaige Fehler in meiner Formulierung.

Sucht wird durch den Gehirnbotenstoff Dopamin begünstigt. Alle anderen Botenstoffe werden lediglich als Verstärker oder Nachfolger von Dopamin verwendet. Wenn ein Mensch sich ein Ziel setzt, wird Dopamin freigesetzt, bis das Ziel erreicht ist. Dann erfolgt die Belohnung mithilfe des Botenstoffs Serotonin und seiner Helfer, die ein Gefühl des Glücks und der Entspannung auslösen. Ohne diese einfache Aktivität des Gehirns wäre zielgerichtetes Handeln unmöglich. Wenn ein langfristiges Ziel erreicht werden soll, wird erneut Dopamin freigesetzt. Eine Motivation setzt genau diesen Prozess in Gang. Jedoch gibt es immer wieder eine von der Natur vorgegebene Störwelle, bei der diese Motivation hinterfragt wird. Der Mensch empfindet dies als Unlust. Sie ist wichtig, damit keine Energie in unnütze Dinge gesteckt wird. Nur wer sich dann mit neuer Motivation versorgt, erhält wieder den Botenstoff Dopamin. Dieser Mechanismus funktioniert auch, wenn wir uns, anstatt ein Ziel weiter zu verfolgen, neue Ziele setzen. Dies erklärt, warum viele Menschen ständig etwas Neues beginnen, ohne Altes zu beenden. Je länger die Erreichung eines Ziels dauert, desto schwieriger wird es, es zu verfolgen, da der notwendige Dopamin-Schub fehlt.

Bei Alkohol wird derselbe Mechanismus aktiviert. Anfangs fühlt sich der Alkoholkonsument durch den Alkohol berauscht und euphorisch. Erst im Verlauf des Trinkens schlägt die Stimmung um. Gemäß der Wissenschaft hat die von der Natur vorgesehene Störwelle einen wichtigen Einfluss darauf, ob jemand süchtig wird oder nicht. Diese Welle lässt uns hinterfragen, ob unser aktuelles Handeln richtig ist. Bei

Süchtigen tritt diese Welle nicht mehr auf, sodass sie nicht mehr in Frage stellen, ob ihr Verhalten angemessen ist. Das Trinken wird dann unkontrolliert. Der Betroffene muss trinken. Daher wird die Störwelle auch als Kontrollwelle bezeichnet.

Laut der Wissenschaft können Alkoholsüchtige nichts dafür, dass sie unkontrolliert trinken. Es kommt jedoch nur bei sehr wenigen Menschen vor, dass diese Welle vollständig verschwindet. Die meisten Menschen mit übermäßigem Alkoholkonsum ignorieren diese Welle einfach.

Ich habe diesen Ausflug in die Wissenschaft unternommen, weil es Süchtige gibt, die glauben, dass sie mithilfe wissenschaftlicher Erkenntnisse nicht vom Alkohol loskommen können. Ihre fehlende Kontrollwelle führt sie immer wieder in neue Abhängigkeiten, einschließlich Verhaltensmustern. Dies mag zwar zutreffen, aber ich bin der Meinung, dass Alkohol das Abschalten der Kontrollwelle zumindest begünstigt, wenn nicht sogar auslöst. Der Abhängige ist zumindest in der Anfangsphase der Sucht keineswegs hilflos der Sucht ausgesetzt. Durch Abstinenz springt die Kontrollwelle schnell wieder an. Das bedeutet nicht, dass es nicht auch wenige Menschen gibt, die von Natur aus keine oder nur eine geringfügige Kontrollwelle produzieren.

DER PSYCHOLOGISCHE HINTERGRUND

Der psychologische Hintergrund der Sucht ist oft eine spirituelle Suche, bei der das Ich hinter sich gelassen werden kann. Es ist die Suche nach dem Einheitsgefühl mit der Welt. Das Gefühl, allein auf der Welt zu sein, ist unerträglich. Selbst das Machtgefühl, das Autokraten, Diktatoren und Egoisten suchen, ist ein Zeichen dafür, dass diese Menschen bedingungslose Liebe suchen. Sie wollen sich eins mit der Welt fühlen und glauben, dies zu erreichen, indem sie die Welt beherrschen.

Liebe ist jedoch nichts Erzwingbares. Sie lässt sich nicht zwingen. Sie wird immer freiwillig zu einem kommen – oder auch nicht. Wie sonst ist zu erklären, dass Menschen völlig das Maß verlieren, wenn sie Macht haben? Sie werden gierig oder süchtig danach. Es ist wohl nur die dunkle Seite der Suche nach der Einheit mit der Welt.

Dieses Buch soll ein Hinweis darauf sein, was möglicherweise tief hinter einer Sucht steckt. Bewahre es im Hinterkopf auf, bis du längere Zeit trocken bist! Dann begib dich auf die Suche! Erkenne deine persönlichen Neigungen und dein Potenzial, an denen du ansetzen könntest! Dies ist bei jedem Menschen anders, aber es existiert, egal wo du mit der Suche beginnst. Alle Wege führen letztendlich zur Einheit mit der Welt. Du bist kein abgetrenntes Wesen mit einem Ich-Bewusstsein. Alles ist mit allem verbunden.

Menschen mit Suchtproblemen werden in dieser Gesellschaft den Dealern überlassen, anstatt ihnen zu helfen. Es sei denn, man kann ordentlich Steuern erheben, indem man ein Monopol darauf erhebt. Im Gegensatz zu Cannabis, bei dem eine vollständige Kontrolle nie möglich wäre, bietet Alkohol diese Möglichkeit. Praktischerweise kann die Gesellschaft ihr Suchtproblem auf besonders auffällige Süchte wie die Heroinsucht projizieren. Anstatt Heroinsüchtige aus der Abhängigkeit von Dealern zu befreien, werden sie als Projektionsfläche benutzt und kriminalisiert. Praktisch gibt es jedoch keinen wesentlichen Unterschied zwischen erlaubtem Alkohol und unerlaubtem Heroin, außer dass der körperliche Verfall bei Heroin wesentlich schneller verläuft.

Gerade am Beispiel von Jugendlichen sieht man, dass hinter einer Sucht die Suche steht. Da in unserer Gesellschaft Initiationsriten nur noch unbedeutende Überbleibsel sind, müssen Jugendliche außerhalb der Gesellschaft ihr Bedürfnis nach Spiritualität, Gruppenzugehörigkeit und dem Gefühl des Eins-Seins mit der Welt befriedigen. Ohne erwachsene, erfahrene Helfer kann diese Suche zu einer Sucht führen. In vielen Naturvölkern scheint es so etwas wie Süchtige nicht zu geben, da dieser Drang in die Stammesriten integriert ist. Verbote sind für Jugendliche nur ein Anreiz, es auszuprobieren, denn sie wollen endlich zu den Erwachsenen zählen.

Bei erwachsenen Süchtigen ist diese ursprüngliche Suche meist völlig verschüttet. Es geht nur noch um die Sucht. Es werden nur noch die Symptome bekämpft oder das Mittel dient dazu, negative Gefühle auszuschalten. Daher steht im Vordergrund, erst einmal clean zu werden, bevor man sich auf die Suche macht.

In den meisten Büchern wird signalisiert, dass Alkoholismus meist eine tiefere Erkrankung zugrunde liege. Dies möchte ich insofern nicht widerlegen, als dass Familie, Erbgut, Umgebung und Akzeptanz sicher bedeutende Rollen spielen. Jedoch wird dies meiner Meinung nach bei Alkoholismus überbewertet. Oder treffender ausgedrückt: Um vom Alkohol wegzukommen, hat dies keine Bedeutung. All dies kommt erst in der Nachsorge zum Tragen, falls du sie benötigst.

Viel wichtiger ist deine Einstellung zum Alkohol. Wer in einer Alkoholkrankheit steckt, hat meiner Erfahrung nach weder die Kraft noch die Möglichkeiten, seine Probleme alle gleichzeitig zu lösen. Und dies ist auch gar nicht nötig. Alkohol hat eine eigene Dynamik. Alkohol ist eine Krankheit, die für sich steht. Die Gründe, warum man trinkt, psychoanalytisch zu erfassen, erfordert sehr viel Zeit – Zeit, während derer man sterben könnte. Daher genügt hier eine einfache Gegenüberstellung, um das Alkoholproblem gedanklich zu erfassen. Du kannst nur gesund werden, wenn du keinen Alkohol mehr trinkst. Eine Analyse deiner Kindheitstraumata nützt da zunächst wenig.

Jeder von uns verdrängt ungeliebte Eigenschaften an sich. Jeder will als Kind geliebt werden, von der Gesellschaft, den Eltern. Nicht gewollte Eigenschaften und schlechte Erlebnisse verstecken wir so lange vor der Außenwelt, bis wir sie selbst nicht mehr wahrnehmen. Das Gemeine daran ist, dass sie sich dann ungefragt anhand physischer und psychischer Erkrankungen doch wieder melden und dann sehr viel Lebensenergie kosten. Sie hervorzuholen und vernünftig zu integrieren, gehört in die Hände von Fachleuten. Es dauert jedoch oft sehr lange, dies alles aufzuarbeiten. Daher sei noch einmal Folgendes angemerkt: Dieses Buch beschränkt sich auf das Wesentliche.

Deine Einstellung zum Alkohol verändert schon alles in deinem Leben. Diese Einstellung führt dich in die Freiheit. Auch wenn ich in diesem Buch darstelle, wie leicht es sein kann, von einer Alkoholsucht wegzukommen, so sollte man sich doch darüber im Klaren sein, dass der Alkohol unauslöschliche Spuren im Gehirn hinterlassen hat. Es gibt wohl kein Mittel, das so schnell Entspannung und Lockerheit erzeugt wie Alkohol. Das Gehirn hat gelernt, Alkohol zu benutzen. Immer wieder wird sich dieses Gehirn in ähnlichen Situationen daran erinnern, dass Alkohol geholfen hat. Diese Erinnerungen können nur mit neu erlernten Entspannungsmethoden teilweise überschrieben werden.

Wer längere Zeit schon frei ist, dem möchte ich Daniel Schreibers Buch „Nüchtern – Über das Trinken und das Glück Er beschreibt ausführlich, was Alkohol anrichten kann. Außerdem beleuchtet er gesellschaftliche Aspekte und räumt mit zahlreichen Mythen über den Alkohol.
Das Buch kann hervorragend zur Festigung deiner neuen Ansichten über den Alkohol beitragen. Allerdings benötigst du

dafür sehr viel Zeit und Konzentration, über die man anfangs einfach nicht verfügt.

Wichtig ist es daher, überhaupt erst einmal den Alkohol loszulassen. Wenn ich mir Rückfälle anschaue, so haben sie eine Gemeinsamkeit, die für viele andere Süchte auch gilt: Es ist immer erst die Einstellung zum Alkohol, die sich plötzlich wieder ändert. Dies kann sich in alten Denkmustern äußern, das heißt, es kommen Gedanken auf, wie beispielsweise:

- Nach so langer Zeit kann doch ein Bier nichts schaden.
- Ein Glas Rotwein soll ja gut sein für das Herz.
- Heute, nur heute, brauche ich mal einen Schnaps.
- Ein Gläschen Champagner ist doch kein Problem, es ist schließlich ein besonderer Anlass.
- Füge weiter Sätze hinzu die für dich gefährlich sein können.

In diesen Momenten wäre die Sucht noch beherrschbar, sofern diese Sätze bewusst wahrgenommen und anschließend auch korrigiert

Ganz deutlich möchte ich auch noch einmal darauf hinweisen, dass es nicht auf die Menge des getrunkenen Alkohols ankommt. Ich hatte das Glück, nie die letzte Stufe des Alkoholikers zu erreichen, bei der es ohne mehrere Flaschen Schnaps täglich gar nicht mehr geht. Es ist aber ein riesengroßer Irrtum, wenn du denkst, dass du erst Alkoholiker bist, wenn du größere Mengen Alkohol zu dir nimmst. Dieses Denken ist in der Gesellschaft weit verbreitet. In Wahrheit kommt es nicht auf die Menge, sondern einzig darauf an, welche Rolle der Alkohol bei dir spielt.

Bist du verliebt in den Alkohol? Das wäre die richtige Frage. Diese Verliebtheit äußert sich darin, dass du Alkohol oder Alkoholkonsum verteidigst. Dabei musst du dich nicht einmal anstrengen, denn die Gesellschaft unterstützt dich darin oft.

Wenn man das Alkoholproblem auf die Welt überträgt, sieht man sehr deutlich, dass der Mensch abhängig geworden ist. Nur heißt der Stoff nicht Alkohol, sondern Geld. Geld dient nicht mehr dem Zweck des Handels. Geld dient häufig sich selbst. Es manipuliert die Menschen zu ungeheuren Grausamkeiten, zur Ausbeutung der letzten Ressourcen und es zettelt Kriege an. Es ist dann nicht mehr Mittel für einen guten Zweck, sondern Selbstzweck. Die Parallelen zur Sucht sind eindeutig. Die Menschen müssen clean werden, ansonsten wird es nur ein Ergebnis geben.

Wichtig ist aber, dass du bei dir bleibst. Nur du kannst dich und deine Einstellungen ändern. Bei der Gesellschaft bedarf es noch viel mehr Zeit. Die Gesellschaft besteht aus Individuen. Wenn du dich veränderst, veränderst du auf lange Sicht auch die Gesellschaft. Wenn du dich und deine Einstellungen veränderst, tust du mehr als viele andere – und es überfordert dich nicht. Meinen Rat, anfangs nicht mit deinem Vorhaben nach außen zu treten, kannst du im Laufe der Zeit vernachlässigen. Du musst selbst spüren, wann es soweit ist. Allmählich wirst du dann zu einem Leuchtturm für andere.

Im Widerspruch zu meinen persönlichen Ansichten über Gruppen kann ich eine Teilnahme an einer Gruppentherapie nur empfehlen. Zumindest ausprobieren solltest du es. Gruppen können eine starke Hilfe sein und aus einer Isolierung heraushelfen. Zusätzlich ersetzen sie den Alkohol durch etwas Positives.
Selbsthilfegruppen können auch eine einfache Möglichkeit bieten, einen neuen Freundeskreis zu finden.

ALKOHOLSUCHT ALS LEBENSKRISE VERSTEHEN

Wie bereits erwähnt, kann eine Sucht auch als Suche betrachtet werden. Daher ist eine Sucht auch eine Art Lebenskrise, wobei der Unterschied darin liegt, dass eine Sucht in eine Sackgasse führt.

Deine persönliche Situation kann ich natürlich nicht beurteilen, jedoch ist es wichtig, über diesen Aspekt nachzudenken. Die Antworten auf deine Fragen findest du letztendlich in dir selbst. Daher sollten meine Erfahrungen lediglich als Anregungen betrachtet werden.

In diesem Buch möchte ich betonen, dass wir alle die Möglichkeit haben, Antworten auf grundlegende Lebensfragen zu finden und diesen Antworten eine persönliche Bedeutung zu verleihen. Für mich haben diese Antworten eine Art Türöffner-

Funktion übernommen, die es mir ermöglicht, mich von meinen Lebensumständen und Erfahrungen zu befreien und neue Wege zu beschreiten. Meine Alkoholsucht betrachte ich daher lediglich als einen Weg, der letztendlich in einer Sackgasse endet.

Das sogenannte Ich wird oft als Illusion betrachtet, die wir benötigen, um uns in der Welt zurechtzufinden. Leider tendiert das Ich dazu, seine eigenen Ansichten mit der Realität zu verwechseln, was zu Fehlinterpretationen führen kann. Durch Meditation können wir diese Überzeugungen hinterfragen und neu ausrichten, wodurch sich das Bewusstsein für die Verbundenheit mit allem öffnet und das Gefühl der Einsamkeit verschwindet.

Es gibt sinnvollere Alternativen zur Bewältigung von Problemen als eine Sucht, und es ist ratsam, diese zu verfolgen. Eine ausführliche Anleitung überlasse ich jedoch den Fachleuten, da sie sonst von meinem eigentlichen Ziel ablenken könnte. Der Fokus liegt hier ausschließlich darauf, deine Einstellung zum Alkohol zu ändern, ohne dich selbst zu täuschen. Dies erfordert eine persönliche Überzeugung, da alles andere den Weg aus der Alkoholsucht nur erschwert. Um esoterischen Fallen aus dem Weg zu gehen, empfehle ich das Buch "Westöstliche Weisheit" von Willigis P. Jäger, das eine Zusammenfassung der Erkenntnisse bietet und eine sanfte Anleitung auf diesem Weg der Selbsterkenntnis bietet.

Die Auseinandersetzung mit einer Lebenskrise und insbesondere mit den dahinter liegenden Gründen kann ein Weg in die Freiheit sein, den du nicht außer Acht lassen solltest. Letztendlich liegt die Entscheidung bei dir.
Die Alkoholsucht ist eher ein Symptom als die eigentliche Ursache. Daher halte ich es für wichtig, die Ursachen zu erforschen. Jetzt, da dein Verstand dir wieder zur Verfügung steht, kannst du diesen Weg beginnen.

Rituale

Rituale spielen eine wichtige Rolle in unserem Leben, indem sie Struktur und Sicherheit verleihen. Ich habe für mich ein Ritual eingeführt, das mir hilft: Statt Bier esse ich morgens ein Schälchen Haferflocken, das alle Bausteine enthält, die für die Produktion aller Botenstoffe notwendig sind. Natürliche Vollkornprodukte eignen sich ebenfalls dafür. Auf diese Weise bin ich abgesichert, dass ich nicht in ein depressives Loch falle, nur weil die notwendigen Botenstoffe nicht produziert werden können.

Falls du diesen Ansatz nicht überzeugend findest, denke an die wichtigste Botschaft des Buchs : **Wer seine Einstellung zum Alkohol ändert, kann sich ohne große Entzugserscheinungen davon lösen.**

Ich beanspruche nicht, dass mein Weg für alle gilt, aber ich bin ihn gegangen und halte ihn für gangbar. Er ist nicht besonders kompliziert und eignet sich für jeden, der noch nicht den ganzen Tag trinkt. Ich weiß, dass die Alkoholkrankheit viele Facetten hat und dass jeder Weg ein wenig anders verlaufen wird. Mein Beispiel ist nur eines von vielen. Doch bei allen, die mit Alkoholsucht kämpfen, ist eines gleich: Alkohol hat eine Bedeutung erlangt, die ihm einfach nicht zusteht.

Solange du tief in dir denkst, dass die vermeintlichen Vorteile des Alkohols die Nachteile aufwiegen, hast du kaum eine Chance, davon loszukommen. Die richtige Einstellung zum Alkohol ist dein persönlicher Schatz, den du ausgraben kannst. Oder du wartest, bis die Folgen der Alkoholsucht so weit fortgeschritten sind, dass selbst du nicht mehr leugnen kannst, dass Alkohol dir mehr schadet als nutzt. Die Entscheidung liegt allein bei dir.

Ich habe zahlreiche Selbsthilfebücher gelesen und festgestellt, dass oft nur eine Haupterkenntnis wichtig ist. Allerdings wird viel drum herum geschrieben, sodass diese Erkenntnis völlig untergeht.

Erst als ich meine eigene Geschichte aufgeschrieben habe, hat sie mich wirklich berührt und mitgenommen. Bücher können zwar fesselnd sein, aber letztendlich sind sie nur Text.

Ich überlasse es dir, deine eigene Geschichte zu schreiben, denn nur so kann meine Botschaft **"Ändere deine Einstellung zum Alkohol"** wirklich bei dir ankommen. Dabei wirst du auch deine eigenen Erkenntnisse gewinnen, was mehr Sinn ergibt als tausend Worte. Es ist klar, dass diese Arbeit erfordert, aber sie wird reichlich belohnt.

Die Veränderung meiner Einstellung zum Alkohol hat mein Leben komplett umgekrempelt. Ich konnte von heute auf morgen auf Alkohol verzichten, ohne Entzugserscheinungen oder Trauer darüber, dass ich nun keinen Alkohol mehr trinke. Es war eine bewusste, freie Entscheidung, die mein Leben nachhaltig verändert hat.

Wie oft hast du bereits bewusste Entscheidungen in deinem Leben getroffen, die im Nachhinein zu einer besseren Lebensqualität geführt haben? Sei es ein Jobwechsel, das Eingehen einer neuen Beziehung oder etwas ganz anderes?

"Als ich zum ersten Mal bewusst – als ängstliches Kind – die Venus und das Sternbild Orion sah, fühlte ich mich unendlich klein und allein. Hoffnungsvoll sah ich hinauf zu den Sternen und fragte mich, ob mein Leben noch mehr bereithalten würde als diese trostlose kleine Welt. Der Kosmos sprengte alle Vorstellungen, die ich mir bis dahin gemacht hatte. Rückblickend muss ich sagen: „Ja!".

Danke, wer auch immer eine schützende Hand über mich hielt und noch immer hält. Danke meinem Körper, der so vieles mit mir durchgemacht und mich trotzdem nicht im Stich gelassen hat. Ich danke der Schöpfungskraft, die viele Namen hat.

Ich musste die Erfahrung machen, dass jenes nach Liebe suchende Kind immer noch ab und zu nach der falschen Liebe Ausschau hält. Vom Alkohol ließ ich mich allerdings scheiden.

Der so entstandene Freiraum führte und führt mich zu neuen Ufern. Die Lebensfreude steigt. Ich fühle mich frei. Komm mit mir, in dir steckt ein großes Potenzial!

Ein Zitat Georg Christoph Lichtenbergs bündelt diese Erkenntnis wie folgt:
„Ich weiß nicht, ob es besser wird, wenn es anders wird. Aber es muss anders werden, wenn es besser werden soll."
Hier endet unsere Reise und ich kann dir nur noch alles Gute, Glück und Gesundheit wünschen. Du schaffst das!

Das Schlusswort überlasse ich Udo Jürgens mit seinem Lied „Deinetwegen":

Wer auf mich baut, ist verloren
Wer mit mir tanzt, ist nie allein
Auf dem Seil ohne Halt,
Ich werde nie wieder geboren,
Bin nie der, den ihr meint.
Und vor allem – wer spinnt,
Wird nie alt!
Ich habe genauso wie du
Meine Karte am Eingang bezahlt
Heute beginnt der Rest deines Lebens.

5 JAHRE SPÄTER

Du hältst mit diesem Buch eine Neuauflage in den Händen. Das hat den Vorteil, dass ich dir noch ein paar wichtige Dinge mit auf den Weg geben kann.

Zum einen ist es wichtig, dass du selbst zu der Erkenntnis gelangst, dass Alkohol der falsche Freund, die falsche Liebe ist. Nur wenn es **deine** Erkenntnisse sind, weißt du es. Dies ist ein großer Unterschied. Dir nützt all das fremde Wissen nichts. Es sind zwar brauchbare Informationen dabei, aber sie werden nicht bei dir ankommen, wenn sie nicht von dir angenommen werden. Darum mache dir die Mühe, für dich herauszufinden, was deine Wahrheit ist. Ich würde den Begriff "Arbeit" sogar durch das Wort "Entwickeln" ersetzen. Denn wer macht sich schon gerne Arbeit?!

Ansonsten werden dir keine Flügel wachsen. Erst wenn du eine innere, gefestigte und vor allem eigene Erkenntnis hast, wird es dir beinah lächerlich vorkommen, wem du eigentlich jahrelang vertraut hast.

Zum anderen: Es wird bei jedem ein wenig anders sein. Dennoch hat Alkohol Wirkungen, die durchaus vergleichbar sind. Damit sind weniger die allgemein bekannten Wirkungen gemeint, sondern eher diejenigen, die bei dir eingetreten sind. Was hat er dir versprochen?
Alkoholiker werden nur solche Menschen, die etwas mit Alkohol bezwecken wollen, die einfach seine Wirkung lieben. Jeder Mensch ist anders, und keiner kann dir sagen, was du brauchst. Daher finde es heraus.

Da ich nur von mir reden kann, war es bei mir hauptsächlich die Entspannung, das Lockerwerden, das Nicht-mehr-so-Verbissen-Sehen. Und auch das wohlige Gefühl von Wärme, gepaart mit dem "Sich-Fallen-Lassen" können. Oft wird es "Loslassen" genannt.

Jetzt ein ernstes Wort an meine männliche Leserschaft: Natürlich möchte ich nicht verallgemeinern, aber Frauen sind uns einfach bei bestimmten Dingen voraus. Irgendwie hängt uns Männern noch an, unter keinen Umständen weiblich anmutende Dinge zu tun, Kochen ausgenommen. Was ist aber mit Yoga, Progressiver Muskelentspannung, Autogenem Training, Trampolin springen, Feldenkrais, Aerobic, Pilates, usw.? Erzeugt dies Widerstand in dir? Dann habe ich wohl einen Nerv getroffen.

Warum ist es wichtig, darüber zu reden? Ganz einfach: Wir Menschen mögen keine Leere.

Wer den Alkohol benutzt, möchte damit etwas erreichen. Dummerweise macht das der Alkohol auch eine ganze Weile, bis er selbst zum Problem wird. Ein Ziel, was mit dem Alkohol erreicht werden soll, ist die Entspannung von Gedanken und Körper.

Wenn man aufhört, Alkohol zu trinken, passieren zwei Dinge: Zum einen fällt das Mittel weg, womit man meint, dass es einem hilft. Zum anderen tut sich da eine Leere auf, die als sehr unangenehm empfunden wird. Man spürt sich wieder selbst. Du merkst, dass du allein bist, dass viel geredet wird, dir dies aber nichts nützt. Es gibt gut gemeinte Ratschläge, aber auch diese helfen nur kurzfristig, wenn überhaupt. Natürlich ist Unterstützung in jeder Form positiv zu bewerten und kann auch helfen, aber ich denke, du weißt genau, was ich meine.

Das Problem ist, wenn der Alkohol wegfällt, gibt es keinen Ersatz. Es dauert sehr lange, bis man diesen gefunden hat. In dieser Zeit ist man gefährdet, doch wieder zum Alkohol zu greifen, auch wenn man weiß, dass er mehr schadet als nützt.

Wie kommt man nun aus diesem Dilemma heraus? Du brauchst eine ganze Weile, um das Richtige für dich zu finden, um den Alkohol zu ersetzen.

Es führt jedoch kein Weg daran vorbei einfach auszuprobieren und nicht allzu lange darüber nachzudenken, ob es etwas für dich ist. Schau ruhig über den Tellerrand hinaus und probiere es auch mit vermeintlich weiblichen Übungen. Geduld ist dabei von Vorteil.

Im Gegensatz zum Alkohol tritt ein Effekt oft erst nach ca. sechs Wochen ein. Daher fang ruhig damit an, auch wenn du noch Alkohol trinkst. Irgendwann merkst du den Effekt. Ein Trick könnte es auch sein, den Moment des ersten Schluckes herauszuzögern. Ab einem bestimmten Punkt ist man nicht mehr zugänglich für Alternativen. Wenn natürlich der Alkohol schon so eine große Rolle spielt, dass er sich im Stoffwechsel manifestiert hat, bleibt leider, wie bereits erwähnt, nur der Entzug.

Ich möchte dir nun noch eine Möglichkeit anbieten, die den männlichen Aspekt berücksichtigt. Natürlich können auch Frauen davon profitieren. Ich habe für mich eine Methode entdeckt, die mir mehr entspricht. Bei mir persönlich war der Abend der kritische Moment, wo ich zum Alkohol gegriffen habe. Tagsüber war ich meist bei der Arbeit. Dort konnte ich in späteren Jahren nichts trinken, ohne das Risiko ausgesetzt zu sein, meine Arbeitsstelle zu verlieren. Meine Angst davor hat mich wohl beschützt, dies auch nicht zu tun. Am Wochenende sind auch diese Hürden gefallen.

Nun zu meiner Methode: Ich habe mir ein paar Körperübungen ausgesucht, die ich zur Entspannung nutze. Es dürfen nicht zu viele Übungen sein, da man sich dann zu sehr auf die Übungen konzentriert. Diese sind aber nicht so relevant und können individuell gestaltet werden. Sie können aus Yoga-Elementen bestehen, aber auch einfache Kraft-Übungen sind geeignet. Am besten sind nach meiner Erfahrung Halteübungen geeignet. Übersetzt bedeutet das, man bleibt eine gewisse Zeit in einer anstrengenden Stellung. Sich dabei hinzulegen, ist sehr vorteilhaft. Wichtig ist es, die Kraftanstrengung so lange zu machen, bis eine Ermüdung zu spüren ist. Aber auch nicht so lange, dass man nur noch entspannen möchte. Die Aufmerksamkeit wird dabei nicht so sehr auf die Kraftanstrengungauf gelenkt, sondern auf die **anschließende Entspannung**. Schließe die Augen und spüre die Entspannung lange und tief nach, bevor du wieder in die Kraftanstrengung gehst. Das Ganze kann mit ruhiger deiner Musik verstärkt werden.

Bewusst werden.

Nun möchte ich noch einen Aspekt hinzufügen, der mir sehr wichtig erscheint, der jedoch meist erst später angenommen werden kann.

Wenn man Problemlösungen im Alkohol sucht, stecken meist tieferliegende Ursachen dahinter.

Es wird oft gesagt, die Menschen seien zu egoistisch. Ich behaupte jedoch, dass sie viel zu wenig Egoismus in sich tragen.

Sie würden dann erkennen, dass sie allein für sich verantwortlich sind, dass sie keine nutzlosen Dinge kaufen, dass sie sich nicht für ein bisschen Liebe oder was auch immer sie von anderen erwarten, nicht verkaufen. Letztendlich geht es immer um einen selbst, auch oder gerade, wenn es den Anschein hat, etwas für andere zu tun.

Und ein Schritt weiter kann das Bewusstsein tatsächlich darauf trainiert werden, ob man an den Film, den das Gehirn gerade produziert, der gerade abgespielt wird, überhaupt mitspielen möchte.

Ein Beispiel wäre Ärger. Natürlich ist es ratsam zu schauen, ob er angebracht ist, ob eine Absicht besteht, was das Ziel sein könnte. Dennoch kommt ein Punkt, wo die Gedanken dazu nicht mehr zum Ziel führen. Selbst, wenn der andere dich mit Absicht ärgert, bedarf es **dich** als Gegenspieler. Ansonsten läuft dein Gegenüber einfach ins Leere, und er wird irgendwann selber darauf kommen, dass dieser Weg der Falsche ist.

Der Schlüssel dazu ist, das Bewusstsein dafür zu entwickeln.

Tieferliegende Ursachen, Alkohol zu trinken, bedürfen eines langen Hinschauens und eines Sich-Kennenlernens. Wenn sie nicht bearbeitet werden, kommt es sehr oft zur Suchtverlagerung.

Da dies mein Anliegen hier aber sprengen würde, möchte ich nur ein paar Hinweise dazu geben. In diesem Buch geht es erst einmal nur darum, den Alkohol als Freund nicht mehr zu vertrauen, ihm die Liebe zu entziehen. Wenn die Gedanken den ganzen Tag um den Alkohol kreisen, ist man sowieso nicht zugänglich für tiefgreifende Ursachen.

Dennoch möchte ich aus eigener Erfahrung ein paar Hinweise geben.

Gefühle zeigen auf die Bedürfnisse. Da die Bedürfnisse keine Sprache benutzen, zeigen sie sich in den Gefühlen.

Die Gefühle wiederum sind so vielschichtig, dass man den Bedürfnissen nur langsam auf die Schliche kommt.

Am besten ist es, wenn man in einen inneren "Lockdown" geht. Ohne Gefühle fühlt sich das Leben leer an.

Das Bewusstsein spielt eine zentrale Rolle. Du bist der Initiator deiner Gedanken.

Ich meditiere nun schon einige Jahre. Ach, könnte ich nur mit Worten beschreiben, was in tiefer Meditation passiert. Es gibt einfach keine Worte dafür. Ich kann nur ermutigen, dies selbst zu erfahren. Lass dich überraschen und lass alle Erwartungen fallen. Begib dich in ein unbekanntes Terrain von absoluter Tiefe.

Du wirst sehen, danach kommt dir der Alkohol wie ein leeres Versprechen vor.
Meditation dagegen erfüllt dich mit neuem Leben.

Meditation ist eine Technik. Nicht mehr, aber auch nicht weniger. Neben der Meditation gibt es noch weitere Techniken.

Es geht wie bei allen Techniken um die Bewusstwerdung.

Finde deine Technik. Da hilft kein langes Lamentieren, sondern nur Ausprobieren.

Es bedarf nur etwas Mut, Geduld und vor allem Neugier.

Möge dein Weg durch die Stille des eigenen Bewusstseins dich zu neuen Horizonten führen, wo die unerschütterliche Stärke deines Geistes dich leitet und das Feuer deiner Entschlossenheit dein Herz erfüllt.

"Deine Vorstellung vom Leben formt deinen Weg, nicht dein Wille allein."

Literatur

Daniel Schreiber: Nüchtern – Über das Trinken und das Glück. Hanser, München/Berlin 2014

Joachim Körkel: Kontrolliertes Trinken: So reduzieren Sie Ihren Alkoholkonsum. 2., komplett überarbeitete Auflage, TRIAS, Stuttgart 2014

Johann Wolfgang von Goethe: Faust – eine Tragödie

Jörg Starkmuth: Die Entstehung der Realität – wie das Bewusstsein die Welt erschafft: ein Vorschlag für ein zeitgemäßes Weltbild. 12., überarbeitete Auflage, Starkmuth Publishing, Hennef 2016

Richard David Precht: Wer bin ich – und wenn ja wie viele? Eine philosophische Reise. Goldmann, München 2007

Veit Lindau: Heirate dich selbst. Wie radikale Selbstliebe unser Leben revolutioniert. Kailash, München 2013

Willigis P. Jäger: Westöstliche Weisheit – Visionen einer integralen Spiritualität. Herder, Freiburg i. Br./Basel/Wien 2012

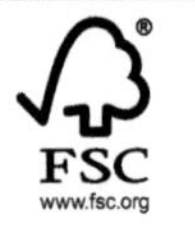